LA HEPATITIS C

Garcia Ferrera, Waldo
    La hepatitis C / Waldo Garcia Ferrera; edición literaria a cargo de
    Luis Videla; ilustrado por Luisa Rachbauer. - 1ª ed. - Buenos Aires:
    Elaleph.com, 2010.
    264 p.: il. ; 21x15 cm.

    ISBN 978-987-1701-03-2

    1. Hepatitis. I. Videla, Luis, ed. lit. II. Rachbauer, Luisa, ilus. III. Título
    CDD 616.362 3

© 2009, Waldo O. García Ferrera
© 2010, elaleph.com (de Elaleph.com S.R.L.)
© 2010, Diseño de cubierta e ilustración de tapa by Luisa Rachbauer
© 2010, Luis Videla, edición literaria

contacto@elaleph.com
http://www.elaleph.com

Para comunicarse con el autor: waldogferrera63@yahoo.com.mx

Primera edición

ISBN 978-987-1701-03-2

Hecho el depósito que marca la Ley 11.723

Impreso en el mes de marzo de 2010 en
Docuprint S.A.
Buenos Aires, Argentina.

Waldo O. García Ferrera

La Hepatitis C

elaleph.com

*A todos los pacientes que sufren
de esta terrible enfermedad,
a ellos va dedicado este trabajo.*

ÍNDICE

PRÓLOGO

La publicación que se propone, constituye una obra científica que representa un valioso aporte en la línea de desarrollo e investigación de las hepatitis. Aborda la temática de la Hepatitis C, que es actualmente la que más se discute, en su enfoque clínico, diagnóstico, terapéutico y su seguimiento, por las complicaciones que de ella se derivan. El colectivo de autores, está representado por un nutrido grupo de profesores nacionales y de otros países, con grandes conocimientos y experiencia en esta materia, que exponen en un lenguaje fácil y comprensible el contenido de esta importante patología. Este contenido analiza todos los aspectos de esta entidad haciendo una profunda revisión muy actualizada de la bilbliografía existente. Es el primer trabajo tan documentado, que se realiza en este sentido en nuestro medio sobre esta enfermedad. Estamos seguros que significará una obra de estudio y consulta, con gran valor docente para los educandos, especialistas de Gastroenterología, Medicina Interna, Pediatría, Epidemiología, Obstetricia y Medicina Familiar.

DOCTOR EN CIENCIAS MÉDICAS

PROFESOR TITULAR

SECRETARIO DE LA SOCIEDAD CUBANA DE GASTROENTEROLOGIA

INSTITUTO NACIONAL DE GASTROENTEROLOGIA

LA HABANA, CUBA

Capítulo 1

Biología molecular del virus de la Hepatitis C

Dr. Santiago Dueñas-Carrera,
Dr. Nelson Acosta-Rivero,
Dr. Juan Morales Grillo.
Departamento de Vacunas.Centro de Ingenieria Genetica y
Biotecnología. La Habana, Cuba.

Características del genoma y de las proteínas virales

El VHC ES UN virus de ARN de simple cadena, de polaridad positiva, que se clasifica dentro del género Hepacivirus de la familia *Flaviviridae* (1). En el virión, la cadena simple de ARN está protegida por una cápsida proteica, que a su vez, está cubierta por una envoltura, como demuestra el hecho de ser sensible al cloroformo (2). La envoltura viral está compuesta por elementos virales y del hospedero.

Se ha demostrado la presencia de partículas icosahédricas de 50-75 nm aproximadamente y otras más pequeñas de 30-35 nm o 45-55 nm, en estudios de microscopía electrónica de partículas de VHC en suero, extracto de hígado o en líneas de células B o T humanas, infectadas de manera ineficiente con suero de VHC *in vitro* (3-5). Los análisis demostraron que la densidad de los viriones del VHC puede variar considerablemente desde 1.03 a 1.20 g/mL (4).

El genoma del VHC consta de aproximadamente 9.6 kb. Los primeros 341 nucleótidos (nt) constituyen la región 5′ no traducida que forma estructuras secundarias y terciarias estables. Este fragmento es muy conservado, mostrando más de un 90% de identidad de secuencia nucleotídica entre 81 aislamientos diferentes (6). Esta región contiene múltiples codones AUG antes del sitio de inicio de la traducción, así como regiones que intervienen en la replicación y en la traducción. Tal es el caso de los elementos que funcionan como sitio interno de entrada al ribosoma y que, por tanto, diferencian la traducción del genoma viral de la que tiene lugar para los ARNm celulares (7). El sitio interno de entrada al ribosoma elimina la necesidad de una estructura 5′cap o de un extremo 5′ libre en el mensajero de traducción. El sitio interno de entrada al ribosoma comprende los nt del 44 al 354 del genoma viral, solapándose con los primeros 13 nt de la región codificante. A continuación de la región 5′ no traducida, el genoma del VHC contiene un marco abierto de lectura que codifica una poliproteína de aproximadamente 3000 aminoácidos (aa). Este precursor proteico es procesado co-traduccionalmente y post-traduccionalmente por una combinación de proteasas virales y del hospedero (8), rindiendo al menos 10 proteínas individuales (Figura 1). Del extremo N-terminal al C-terminal se ubican las proteínas: C, E1, E2, p7 (proteínas estructurales), NS2, NS3, NS4A, NS4B, NS5A, NS5B (proteínas no estructurales) (9).

La región que codifica para la proteína de la cápsida está conservada entre los diferentes aislamientos correspondientes a diferentes genotipos, mostrando una homología a nivel nucleotídico de más del 90% (10). La proteína de la cápsida es rica en aminoácidos básicos (arginina y lisina) y residuos de prolina. Diferentes estudios indican que la forma inmadura de este antígeno viral es una proteína de 23 kDa (*P23*), compuesta de 191 aminoácidos, no glicosilada. La proteína de la cápsida es procesada de la poliproteína viral por una peptidasa señal de la célula hospedera. Se puede presentar en dos formas: una mayoritaria de 21 kDa (11) y otra forma menor de 19 kDa (12). El carácter de nucleocápsida de esta proteína viral se ha comprobado por estudios de inmunomicroscopía electrónica de viriones tratados con detergente (3). De hecho, la forma de 21 kDa parece ser el componente principal de la cápsida viral y tanto esta variante (13 y 14), como otra que abarca los primeros 120 aa de este antígeno (15) han demostrado tener una capacidad intrínseca de autoensamblaje. La forma menor es transportada al núcleo debido a la presencia de señales de localización nuclear como las ubicadas de los aa 5-13, 38-43, y 58-71, así como a la ausencia del dominio C-terminal hidrofóbico que es el responsable de la asociación de la proteína de la cápsida a las membranas del retículo endoplasmático (RE) y a gotas de lípidos (16). La región que comprende los aa 38-43 (38-PRRGPR-43) es bien conservada dentro de los diferentes subtipos del VHC aislados y resulta suficiente para la localización nuclear de la proteína de la cápsida. Adicionalmente, ha sido descrito por varios grupos que la cápsida se une a la región 5′ no traducida del VHC (17, 18), lo que puede ser importante para la encapsidación y el ensamblaje de la partícula viral. Se ha demostrado también la unión inespecífica de la cápsida a ARN (17) y ADN (19). Otro paso del ensamblaje del virión que se ha podido establecer es la multimerización de la cápsida (20). Finalmente, la proteína de la cápsida ha sido asociada con la regulación de diferentes genes en las células infectadas por el VHC, que incluyen su implicación en la inhibición de la apoptosis y la transformación a fenotipo tumorigénico (21-23). Sin embargo, estudios adicionales serán necesarios para dilucidar el papel real de la proteína de la cápsida durante la infección por el VHC.

La glicoproteína E1 se encuentra formando parte de la envoltura del virión y consta de 192 aa (del 192 al 383) con una talla de 32- 35 kDa. Posee un péptido señal, seguido de una secuencia de corte en su extremo amino terminal. Su extremo carboxílico es hidrofóbico y posee dos secuencias homólogas a segmentos transmembránicos, dentro de los cuales están incluidos cinco motivos de glicosilación, de los cuales sólo cuatro son utilizados (24).

La segunda glicoproteína (gp72), también llamada E2/NS1, parece intervenir en la interacción inicial del virus con la célula hospedera. Esta proteína también ha evidenciado su capacidad para interactuar con la proteína quinasa dependiente de ARN de doble cadena, por lo cual ha sido asociada con lo mecanismos de resistencia al interferón. Este antígeno viral contiene 10 sitios de glicosilación y se presenta en 2 formas fundamentales: una variante que abarca desde el aa 384 al 809 y otra que comprende la región del 384 al 746 (25). Esto se debe a que la proteína presenta dos tipos de procesamiento. Puede mantenerse intacta o puede sufrir un corte por una peptidasa entre los aa 746 y 747, que da lugar a una E2 truncada y a una proteína denominada p7 (9). El polipéptido p7 tiene una masa molecular aproximada de 7 kDa y consiste principalmente de aa hidrofóbicos. Esta proteína forma un canal iónico sensible a amantadina, que pudiera jugar un papel importante en la replicación viral. La distribución de esta proteína parece ser regulada de forma compleja, lo cual sugiere que tenga múltiples funciones en el ciclo de vida del VHC, tanto intracelularmente, como en el virion (26).

Las proteínas de la envoltura E1 y E2 interactúan de manera no covalente entre ellas para formar heterodímeros que se localizan en el retículo endoplasmático de la célula infectada, debido a la presencia de dominios transmembranas en estos antígenos. Ambas proteínas de la envoltura se caracterizan por una marcada variabilidad, incluso dentro de un mismo individuo. En la proteína E2 se han descrito dos regiones hipervariables (RHV-I y RHV-II). La primera, de 30 aa, ha sido evidenciada en todos los aislamientos virales y comienza justo con el inicio de la proteína (aa 384). La segunda RHV, ha sido descrita sólo en los aislamientos de genotipo 1b y abarca 7 aa (aa 454-460) (27). Adicionalmente, la glicoproteína E1 posee una región con variabilidad moderada que abarca los aa 215-255.

La NS2 es una proteína integral de membrana de 23 kDa, de carácter hidrofóbico (11). Esta proteína contiene un posible dominio de proteasa del tipo cisteína (28) que junto a un tercio de la NS3, ubicado hacia la región N-terminal, forma una proteasa estimulada por Zn responsable del corte entre la NS2 y la NS3, por lo que se le considera autocatalítica. La NS3, por su parte, es una proteína de 70 kDa y codifica tres actividades enzimáticas, una proteasa del tipo serina (29) y una combinación NTPasa/helicasa. Se ha demostrado la formación de complejos heterodiméricos NS2/NS3 in vivo (30). Además de ser una proteína multifuncional, la proteína NS3 afecta varias funciones celulares (25). El polipéptido hidrofóbico NS4A, de 8 kDa aproximadamente, es necesario para el corte por parte de NS3. La NS4A puede mediar la asociación de NS3 con la membrana del retículo endoplasmático, lo que puede ser importante para la función de la proteasa (18). La NS4B es una proteína de 27 kDa poco conocida, aunque parece formar parte del complejo de replicación viral (18).

En la NS5A se ha localizado una región relacionada con la sensibilidad del subtipo 1b del VHC al tratamiento con interferón (31). Por otra parte, esta proteína es capaz de reprimir a la proteína quinasa inducida por interferón, activada por ARN de doble cadena, por interacción directa con el dominio catalítico. Por estos datos, la proteína NS5A parece intervenir en el mecanismo que confiere resistencia al efecto antiviral del interferón en las células infectadas. Se ha encontrado además, que esta proteína sufre fosforilación en residuos de serina en su región central. Esto ocurre cuando la proteína NS5A es expresada como parte de una poliproteína NS3-NS5, sugiriendo que se produce la formación de un complejo NS3-NS5A responsable de la fosforilación diferencial de NS5A. Este proceso de fosforilación es dependiente y dirigido por NS4A (32). Ha sido reportado que cuando se eliminan porciones de la región N-terminal de la NS5A, dicha proteína funciona como un activador transcripcional potente, siendo esta una actividad potencial de la proteína NS5A (25). La NS5A interactúa con varias proteínas celulares e interviene en la replicación del VHC

Por su parte, la NS5B contiene un motivo característico de las polimerasas que usan moldes de ARN. Está demostrado que esta proteína tiene una localización perinuclear (33). Su interacción con membranas sugiere que la replicación debe ocurrir asociada a las membranas del retículo endoplasmático alrededor del núcleo (33). Los trifosfatos de Ribavirina no tienen efecto sobre su actividad polimerasa, por lo que el efecto terapéutico observado en los pacientes no esta relacionado a la inhibición de la polimerasa viral (32). Proteínas asociadas a proteínas asociadas a membranas de vesículas humanas (VAP-A y VAP-B) parecen ser factores hospederos esenciales en la replicación del VHC, mediante la unión tanto de NS5A como de NS5B (34). Recientemente se ha sugerido que la proteína NS5B pudiera tener un rol adicional en la patogénesis del VHC, al relacionarse con un retardo en la progresión del ciclo celular de hepatocitos a través de la inducción de interferón Beta (35).

Al final de la molécula de ARN del VHC se localiza la región 3´no codificante que incluye una porción de 40 nt poco conservada, una cola de poli U de longitud heterogénea, y una secuencia altamente conservada de 98 nt que forma estructuras secundarias y terciarias estables y parece jugar un papel importante en la replicación viral (36).

Heterogeneidad viral

La comparación de secuencias nucleotídicas de diferentes aislamientos en todo el mundo indica que el VHC es muy heterogéneo. Los aislamientos del VHC pueden separarse en, al menos, 6 tipos principales, subdivididos en más de 50 subtipos (37). Los subtipos se designan por un número arábigo que corresponde al del tipo principal dentro del cual se clasifica, seguido por una letra minúscula en orden según el descubrimiento (Ejemplos 1a, 1b, 2a, 2b...). La prevalencia de estos genotipos varía marcadamente en las diferentes partes del mundo. Los subtipos 1a y 1b abarcan el 70 % de los casos de infección por el VHC. Esta heterogeneidad tiene una connotación especial en el desarrollo de vacunas ya que dificulta la obtención de un producto de este tipo que brinde una protección global. La heterogeneidad y la existencia de diferentes genotipos también complica el tratamiento terapéutico y el diagnóstico molecular (38).

La causa de esta heterogeneidad viene dada por la alta tasa de error de la ARN polimerasa dependiente de ARN y a la carencia de mecanismos de corrección durante la síntesis del ARN viral. El VHC tiene una capacidad de mutar que ha sido estimada entre 10^{-3} y 10^{-4} sustituciones por sitio de genoma por año (39). Este valor es suficientemente alto como para que coexista en un individuo infectado una población relacionada de diferentes genomas del virus, de los cuales uno se hace predominante bajo la presión del sistema inmune. Este fenómeno es conocido como dinámica de "cuasiespecies" y constituye un mecanismo rápido y eficiente para el escape del virus a la respuesta inmune del organismo (10, 40). La distribución de "cuasiespecies" parece fluctuar a lo largo de la infección (32). Existen denominados "puntos calientes" o zonas donde ocurren mutaciones con mayor frecuencia, principalmente ubicados en la región N-terminal de la proteína E2, concentrados en las dos regiones hipervariables descritas anteriormente. Las mutaciones en estas 2 regiones provocan con una alta frecuencia cambios de aminoácidos (32), con la consiguiente implicación para el reconocimiento antigénico por parte del sistema inmune hospedero.

Ciclo viral

Los hepatocitos son el blanco principal de la infección y la replicación del VHC. Este virus además de infectar los hepatocitos, es capaz de infectar células sanguíneas como las células mononucleares de sangre periférica y los polimorfonucleares (41). La infección de células mononucleares de sangre periférica y de linfocitos T infiltrados en el hígado parece caracterizar la infección crónica, mientras que es rara en portadores sanos de anticuerpos del virus y en formas autoresueltas (42). La unión del virus a la célula hospedera requiere la interacción de la proteína E2 o el complejo E1/E2 con un complejo de receptores que está presente en la superficie celular. Hasta el momento, el complejo receptor celular del VHC no ha sido identificado. Sin embargo, parece ser que la molécula CD81 participa en esa interacción como lo indica su unión a partículas virales (43). Alternativamente, la asociación de partículas del VHC con β-lipoproteínas e inmunoglobulinas pudiera indicar que la entrada del VHC a la célula podría estar mediada por los correspondientes receptores de estas moléculas (44). La fusión de la envoltura viral con la membrana celular ocurre en el compartimiento endocítico y está relacionada con el pH bajo (microambiente ácido) que provoca cambios en las proteínas E1 y E2 del VHC, exponiéndose el péptido de fusión. Después de la entrada a la célula, el ARN viral es liberado de la nucleocápsida en el citoplasma (45). Posteriormente, el genoma viral es traducido a partir del sitio interno de entrada al ribosoma, y la poliproteína viral es procesada proteolíticamente en las proteínas virales individuales. La mayoría de estas proteínas, sino todas, forman un complejo multiproteico altamente ordenado y fuertemente asociado con las membranas intracelulares. Dentro de este complejo, la cadena positiva de ARN es copiada a un intermediario de cadena negativa, que a su vez sirve de molde para la síntesis de un exceso de la progenie de cadena positiva. El principal componente en la replicación lo constituye la NS5B, la ARN polimerasa ARN dependiente, que produce la nueva cadena de ARN mediante el mecanismo de síntesis *de novo*, o sea sin necesidad de un cebador inicial, aunque las regiones no codificantes pudieran funcionar también para proporcionar el cebador. La cadena positiva, sintetizada por esta vía, puede ser usada tanto para la síntesis de nuevas cadenas negativas, para la traducción o para la encapsidación en partículas virales (36). El autoensamblaje de las proteínas estructurales ocurre en el lúmen del retículo endoplasmático, del cual adquiere parte de los componentes de la envoltura del virión. Durante este proceso ocurre la formación de multímeros intermediarios de la cápsida y de heterodímeros de la E1 y la E2 (46). Finalmente, el virus parece ser exportado de la célula por la vía secretora constitutiva a través del complejo de Golgi (36).

El nivel de viremia promedio en los pacientes infectados crónicamente es aproximadamente 3.5 millones de copias/mL (47), independientemente del genotipo viral (38). Los niveles de ARN viral tienen poca fluctuación y su cinética ha sido relacionada con la cinética de la proteína de la cápsida en el suero de los individuos crónicos no tratados con antivirales. Los cálculos muestran un mínimo de producción viral y clarificación diaria de aproximadamente 10^{11} a 10^{13} viriones en individuos crónicos no tratados. El virus libre tiene un tiempo de vida medio de 1.5 a 4.6 h, mostrando un recambio del 97 a 99 % por día. En cambio, el virus dentro de la célula tiene un tiempo de vida media que oscila entre 1.7 y más de 70 días, mostrando un recambio diario del 1 al 33 % (38). La existencia de células infectadas en estado de latencia, en las cuales el periodo no productivo es considerablemente más largo que el ciclo productivo de la infección, es un factor importante en la infección por el VHC (38).

Conclusiones

El virus de la hepatitis C establece una compleja interacción con el organismo hospedero a través de las proteínas virales. La heterogeneidad viral, la modificación de funciones celulares por parte de las proteínas virales, incluyendo la acción sobre células del sistema inmune, constituyen los principales mecanismos empleados por el virus de la hepatitis C para lograr su persistencia en el organismo hospedero.

REFERENCIAS BIBLIOGRÁFICAS

1. Mayo MA y Pringle CR. Virus taxonomy 1997. J Gen Virol 1998; 79(Pt 4):649-657.

2. Feinstone SM, Mihalik KB, Kimimura T, Alter HJ, London WT y Purcell RH. Inactivation of hepatitis C virus and non-A, non-B hepatitis by chloroform. Infect Immunol 1993; 41:816-821.

3. Takahashi K, Kishimoto S, Yoshizawa H, Okamoto H, Yoshikawa A y Mishiro S. p26 protein and 33 nm particle associated with nucleocapsid of hepatitis C virus recovered from the circulation of infected hosts. Virology 1992; 191:431-434.

4. Prince AM, Huima-Byron T, Parker TS y Levine DM. Visualization of Hepatitis C virions and putative defective interfering particles isolated from low-density lipoproteins. J Virol Hepatitis 1996; 3:11-17.

5. Shimizu YK, Feinstones SM, Kohara M, Purcell RH y Yoshikura H. Hepatitis C Virus: Detection of intracellular virus particles by electron microscopy. Hepatology 1996; 23:205-209.

6. Bukh J, Purcell RH y Miller RH. Sequence analysis of the 5' noncoding region of hepatitis C virus. Proc Natl Acad Sci USA 1992; 89(11):4942-4946.

7. Honda M, Ping L-H, Rijnbrand RCA, Amphlett E, Clarke B, Rowlands DT y Lemon SM. Structural requirements for initiation of translation by internal ribosome entry within genome-lengh hepatitis C virus RNA. Virology 1996; 22:31-42.

8. Manabe S, Fuke I, Tanishita O, Kaji C, Gomi Y, Yoshida S, Mori C, Takamizawa A, Yosida I y Okayama H. Production of nonstructural proteins of hepatitis C virus requires a putative viral protease encoded by NS3. Virology 1994; 198(2):636-644.

9. Takamizawa A, Mori C, Fuke I, Manabe S, Murakami S, Fujita J, Onishi E, Ando KY, Yoshida I y Okayama H. Structure and organization of the hepatitis C virus genome isolate from human carriers. J Virol 1991; 65:1105-1113.

10. Bukh J, Miller RH y Purcell RH. Genetic heterogeneity of hepatitis C virus: quasispecies and genotypes. Semin Liver Dis 1995; 15(1):41-63.

11. Santolini E y Migliaccio G, Lamonica N. Biosynthesis and biochemical properties of the hepatitis C virus core protein. J Virol 1994; 68:3631-3641.

12. Lo S-Y, Masiarz F, Hwang SB, Lai MMC y Ou J-H. Differential subcellular localization of hepatitis C virus core gene products. Virology 1995; 213:455-461.

13. Acosta-Rivero N, Alvarez-Obregon JC, Musacchio A, Falcon V, Dueñas-Carrera S, Marante J, Menendez I, Morales J. In Vitro Self-Assembled HCV Core Virus-like

Particles Induce a Strong Antibody Immune Response in Sheep. Biochem Biophys Res Commun 2002; 290(1):300-4.

14. Acosta-Rivero N, Rodriguez A, Musacchio A, Falcon V, Suarez VM, Martinez G, Guerra I, Paz-Lago D, Morera Y, de la Rosa MC, Morales-Grillo J, Dueñas-Carrera S. In vitro assembly into virus-like particles is an intrinsic quality of Pichia pastoris derived HCV core protein. Biochem Biophys Res Commun. 2004; 325(1):68-74.

15. Acosta-Rivero N, Rodriguez A, Mussachio A, Poutu J, Falcon V, Torres D, Aguilar JC, Linares M, Alonso M, Perez A, Menendez I, Morales-Grillo J, Marquez G, Dueñas-Carrera S. A C-terminal truncated hepatitis C virus core protein variant assembles in vitro into virus-like particles in the absence of structured nucleic acids. Biochem Biophys Res Commun. 2005; 334(3):901-6.

16. Chang SC, Yen J-H, Kang H-Y, Jang M-H y Chang M-F. Nuclear localization signals in the core protein of hepatitis C virus. Biochem Biophys Res Commun 1994; 205(2):1284-1290.

17. Hwang SB, Lo S-Y, Ou J-H y Lai MMC. Detection of cellular proteins and viral core protein interacting with the 5' untranslated region of hepatitis C virus RNA. J Biomed Sci 1995; 2:227-236.

18. Reed KE y Rince MC. Molecular characterization of hepatitis C virus in hepatitis C virus, Reesink HW (ed). Curr Stud Hematol Blood Transf. Basel, Karger 1998; 2:1-37.

19. Acosta-Rivero N, Rodriguez A, Musacchio A, Falcon V, Suarez VM, Chavez L, Morales-Grillo J, Dueñas-Carrera S. Nucleic acid binding properties and intermediates of

HCV core protein multimerization in Pichia pastoris. Biochem Biophys Res Commun. 2004; 323(3):926-31.

20. Matsumoto M, Hwang SB, Jeng K-S, Zhu N y Lai MMC. Homotypic interaction and multimerization of hepatitis C core protein. Virology 1996; 218:43-51.

21. Moriya K, Fujie H, Shintani Y, Yotsuyanagi H, Tsutsumi T, Ishibashi K, Matsuura Y, Kimura S, Miyamura T, Koike K. The core protein of hepatitis C virus induces hepatocellular carcinoma in transgenic mice. Nat Med 1998; 4: 1065-7.

22. Marusawa H, Hijikata M, Chiba T, Shimotohno K. Hepatitis C virus core protein inhibits Fas- and tumor necrosis factor alpha-mediated apoptosis via NF-kappaB activation. J Virol 1999; 73: 4713-20.

23. Kittlesen DJ, Chianese-Bullock KA, Yao ZQ, Braciale TJ, Hahn YS. Interaction between complement receptor gC1qR and hepatitis C virus core protein inhibits T-lymphocyte proliferation. J Clin Invest 2000; 106: 1239-49.

24. Fournillier A, Cahour A, Escriou N, Girard M y Wychowski C. Processing of the E1 glycoprotein of hepatitis C virus expressed in mammalian cells. J Gen Virol 1996; 77:1055-1064.

25. Kato N. Molecular virology of hepatitis C virus. Acta Med Okayama 2001; 55(3):133-159.

26. Griffin S, Clarke D, McCormick C, Rowlands D, Harris M. Signal Peptide Cleavage and Internal Targeting Signals Direct the Hepatitis C Virus p7 Protein to Distinct Intracellular Membranes. J Virol 2005; 79(24):15525-36.

27. Rosa D, Campagnoli S, Moretto C, Guenzi E, Cousens L, Chin M, Dona C, Weiner AJ, Lau JY, Choo Q-L, Chien D,

Pileri P, Houghton M y Abrignani S. A quantitative test to estimate neutralizing antibodies to the hepatitis C virus: Cytofluorimetric assessment of envelope glycoprotein 2 binding to target cells. Proc Natl Acad Sci USA 1996; 93:1759-1763.

28. Gorbalenya AE y Snijder EJ. Viral cysteine proteinases. Persp Drug Discov Des 1996; 6:64-86.

29. Steinkühleer C, Tomei L y De Francesco R. In vitro activity of hepatitis C virus NS3 purified from recombinant baculovirus-infected Sf9 cells. J Biol Chem 1996; 271:6367-6373.

30. Kiiver K, Merits A, Ustav M, Zusinaite E. Complex formation between hepatitis C virus NS2 and NS3 proteins. Virus Res. 2005. Publicación electrónica antes de impresión.

31. Enomoto N, Sakuma I, Asahina Y, Kurosaki M, Murakami T, Yamamoto C, Izumi N, Marumo F y Sato C. Comparison of full-length sequences of interferon-sensitive and resistant hepatitis 1b. J Clin Invest 1995; 96:224-230.

32. Kato N. Genome of human hepatitis C virus (HCV): gene organization, sequence diversity, and variation. Microb Comp Genomics 2000; 5(3): 129-151.

33. Hwang SB, Park K- J, Kim Y-S, Syng YC y Lai MMC. Hepatitis C virus NS5 B protein is a membrane associated phosphoprotein with a predominantly perinuclear localization. Virology 1997; 227:439-446.

34. Hamamoto I, Nishimura Y, Okamoto T, Aizaki H, Liu M, Mori Y, Abe T, Suzuki T, Lai MM, Miyamura T, Morishi K, Matsuura Y. Human VAP-B is involved in hepati-

tis C virus replication through interaction with NS5A and NS5B. J Virol. 2005; 79(21): 13473-82.

35. Naka K, Dansako H, Kobayashi N, Ikeda M, Kato N. Hepatitis C virus NS5B delays cell cycle progression by inducing interferon-beta via Toll-like receptor 3 signaling pathway without replicating viral genomes. Virology 2005. Publicación electrónica antes de impression.

36. Bartenschlager R y Lohmann V. Replication of the hepatitis C virus. Baillieres Best Pract Res Clin Gastroenterol 2000; 14(2):241-254.

37. Simmonds P, Bukh J, Combet C, Deleage G, Enomoto N, Feinstone S, Halfon P, Inchauspe G, Kuiken C, Maertens G, Mizokami M, Murphy DG, Okamoto H, Pawlotsky JM, Penin F, Sablon E, Shin-I T, Stuyver LJ, Thiel HJ, Viazov S, Weiner AJ, Widell A. Consensus proposals for a unified system of nomenclature of hepatitis C virus genotypes. Hepatology. 2005; 42(4):962-73.

38. Zeuzem S. The kinetics of hepatitis C virus infection. Clin Liver Dis 2001; 5(4):917-930.

39. Abe K, Inchauspe G y Fijisawa K. Genomic characterization and mutation rate of hepatitis C virus in patients who contracted hepatitis during an epidemic of NANBH in Japan. J Gen Virol 1992; 73:2725-2729.

40. Alfonso V, Mbayed VA, Sookoian S, Campos RH. Intrahost evolutionary dynamics of hepatitis C virus E2 in treated patients. J Gen Virol. 2005; 86(Pt 10):2781-6.

41. Lamelin JP, Zoulim F y Trépo C. Lymphotropism of hepatitis B and C viruses: an update and a newcomor. Int J Clin Lab Res 1995; 25:1-6.

42. Zignego AL, De Carli M, Monti M, Careccia G, la Villa G, Giannini C, D'Elios MM, Del Prete G y Geentilini P. Hepatitis C virus infection of mononuclear cells from peripheral blood and liver infiltrates in chronically infected patients. J Med Virol 1995; 47:58-64.

43. Pileri P, Uematsu Y, Campagnoli S, Galli G, Falugi F, Petracca R, Weiner AJ, Hougton M, Rosa D, Grandi G y Abrignani S. Binding of hepatitis C virus to CD81. Science 1998; 282:938-941.

44. Agnello V, Abel G, Elfahal M, Knight GB y Zhang QX. Hepatitis C virus and other flaviviridae viruses enter cells via low density lipoprotein receptor. Proc Natl Acad Sci U S A 1999; 96(22):12766-12771.

45. Lindenbach BD y Rice CM. Unravelling hepatitis C virus replication from genome to function. Nature 2005; 436, 933-938.

46. Blanchard E, Brand D, Trassard S, Goudeau A y Roingeard P. Hepatitis C virus-like particle morphogenesis. J Virol 2002; 76(8):4073-4079.

47. McHutchison JG, Gordon SC, Schiff ER, Shiffman ML, Lee WM, Rustgi VK, Goodman ZD, Ling MH, Cort S y Albrecht JK. Interferon alfa 2b alone or in combination with ribavirin as initial treatment for chronic hepatitis C. N Engl J Med. 1998; 339:1485-1492.

CAPÍTULO 2

EPIDEMIOLOGÍA DEL VHC

Dra. Rosa María Morillas,
Dr. Ramon Planas.
Unidad de Hepatología. Servicio Aparato Digestivo.
Hospital Universitari Germans Trias i Pujol.
Badalona, España

Epidemiología

SE ESTIMA QUE LA prevalencia global de la infección por el virus de la hepatitis C (VHC) es de alrededor del 3% en la población general (1), y que en el mundo existen entre 170 y 240 millones de portadores del VHC, con más de 5 millones, solamente en Europa (Figura 1). Sin embargo, la prevalencia de la infección por el VHC varía sustancialmente entre los diferentes países. En Norteamérica y en Europa occidental las tasas de prevalencia son bajas, en Japón son intermedias, y en algunas zonas de Europa oriental, Asia oriental y Sudamérica, las tasas son elevadas. En Egipto, el número de individuos infectados es muy alto. Por otra parte, la frecuencia de la hepatitis C varía también según la parte del mundo en que se analice, existiendo zonas de África y Asia en que afecta al 5-15% de la población. En Europa occidental, la prevalencia global es de alrededor del 1%, pero varía geográficamente con un gradiente norte-sur, desde un 0,5% en los países nórdicos al 2% en los países mediterráneos (2).

Según datos de un estudio epidemiológico poblacional norteamericano reciente, que incluyó 21.000 personas entre 1988 y 1994, el número de individuos con anti-VHC positivo era del 1,8%; de éstos, el 74% presentaba ARN-VHC detectable en suero (3). La proyección de estos datos a la población general indica que 3,9 millones de norteamericanos están infectados por el VHC, de los que 2,7 millones (aquéllos en los que el ARN-VHC es detectable en suero) presentan hepatitis crónica.

En Europa oriental, los datos sobre la prevalencia de anti-VHC entre los donantes de sangre procedentes de 10 países muestran una prevalencia muy elevada de anti-VHC, desde el 0,68% en la República Checa al 4,9% en el distrito de Iasi de Rumanía (4). Otro estudio realizado en donantes de sangre de Rumanía, que incluía casos de Bucarest, también mostró una prevalencia de infección por VHC elevada (4,3%). Además de la alta prevalencia del VHC en donantes de sangre, otros estudios realizados en diferentes países de Europa oriental han objetivado una prevalencia de infección por el VHC también elevada en determinados grupos de riesgo. Así, se ha demostrado una prevalencia elevada de infección por el VHC en pacientes con hemofilia: 78% en Bulgaria (5) y 59% en Polonia (6), y en pacientes sometidos a hemodiálisis: 42% en Bulgaria (7), 57% en Polonia (6) y 48% en Lituania (8).

Los datos obtenidos en diferentes estudios epidemiológicos coinciden en señalar una importante variabilidad demográfica o de distribución de la hepatitis C. Por una parte, hay evidencias de una distribución de la infección relacionada con la edad: la frecuencia del VHC es mucho mayor en individuos de edad avanzada, oscilando en nuestro medio entre el 1,7% (en sujetos menores de 44 años) y el 4,1% (en los mayores de 65 años). En la población norteamericana, las tasas de infección por el VHC más elevadas (4,1%) se encontraron en los adultos con edades comprendidas entre los 30 y 49 años (3, 9), mientras que en estudios locales realizados en Europa y en la zona del Mediterráneo, las mayores tasas de prevalencia se detectaron en los grupos de edad más avanzada (10).

Además, en muchos estudios, la frecuencia de la infección por el VHC es superior en el sexo masculino (3%) que en el femenino (2,3%) (9). Este hecho podría reflejar la existencia de una eliminación más eficaz del VHC por parte de las mujeres. Por último, los individuos de raza negra presentan una prevalencia del VHC (3,2%) superior a los de raza caucasiana (1,5%) (9).

En gran parte, la mencionada variabilidad demográfica puede explicarse por razones socioeconómicas, ya que los estudios realizados en poblaciones de bajo nivel social confirman la existencia de una prevalencia del VHC extraordinariamente superior, que se sitúa entre el 18 y el 40% (11, 12). De igual forma, estudios realizados en Europa ratifican este hecho.

Prevalencia de los distintos genotipos del VHC

Los diferentes genotipos del VHC no están uniformemente distribuidos por el mundo (Figura 2). El genotipo 1 a es frecuente en Estados Unidos y en el norte de Europa. El genotipo 1 b tiene una distribución mundial y es el genotipo más frecuente, siendo el responsable de alrededor del 60-70% de todos los casos de hepatitis crónica C. Los genotipos 2 a y 2 b también tienen una distribución mundial y representan entre el 10% y 30% de las infecciones por VHC, siendo particularmente comunes en Japón y norte de Italia. En cambio, el genotipo 3 predomina en la India y otras zonas de Asia, y este genotipo puede haberse introducido recientemente en Estados Unidos, Europa y Australia, quizás como consecuencia de la generalización del uso de drogas vía parenteral en los años 60 y 70. El genotipo 4 es más frecuente en la zona central de África y Egipto, donde es el predominante. Al igual que con el genotipo 3, el 4 puede haberse introducido recientemente en la cuenca mediterránea a través de la inmigración y el uso de drogas por vía parenteral. Por último, los genotipos 5 y 6 son raros y se encuentran en áreas geográficas determinadas, el genotipo 5 en África del Sur y el genotipo 6 en Hong Kong en el sudeste asiático (13).

En Estados Unidos, los genotipos 1 a y 1 b son los responsables de aproximadamente el 75% de los casos de hepatitis crónica C, los genotipos 2 a y 2b del 13% al 15% y el genotipo 3 a del 6% al 7% (3, 14). Los genotipos 4, 5 y 6 son raros. Una proporción de pacientes presentan una infección por varios genotipos, siendo los más frecuentes el 1 a y el 1 b. En algunos pacientes, es imposible determinar el genotipo, bien porque se trate de un genotipo nuevo o porque los niveles de ARN-VHC son demasiado bajos.

Sin embargo, debido a los movimientos migratorios actuales, las mencionadas diferencias entre los genotipos del VHC según la zona geográfica estudiada parecen estar disminuyendo.

A pesar de que la hepatitis C es una enfermedad transmisible de declaración obligatoria, es extraordinariamente difícil estimar con exactitud el número de casos nuevos debido fundamentalmente a que en la mayoría de ellos la hepatitis aguda por VHC es completamente asintomática o cursa con síntomas mínimos e inespecíficos. Sin embargo, mediante el uso de modelos matemáticos de predicción se ha estimado que la incidencia anual de la hepatitis C en EEUU ha descendido de unos 230.000 nuevos casos al año en la década de los ochenta, a unos 38.000 en la década de los noventa (15). Esta disminución en la aparición de nuevos casos puede explicarse por la drástica reducción de las hepatitis C postransfusionales, debido al cribado sistemático de la sangre y de hemoderivados, así como por la generalización del uso de material desechable en la práctica clínica, especialmente jeringas y agujas de un solo uso. Sin embargo, la considerable prevalencia de esta infección en jóvenes (2,06% en individuos de 25-30 años relacionada probablemente con factores de riesgo como la drogadicción y la promiscuidad sexual) sugiere que la extensión de la enfermedad persiste en al actualidad.

Por otra parte, aunque la incidencia de la infección por VHC esté disminuyendo, la prevalencia de la enfermedad hepática debida a este virus continua aumentando, lo que probablemente es debido al periodo relativamente largo (20 años o más) que transcurre entre la infección inicial y la manifestación clínica de la enfermedad hepática. Ello ha permitido predecir que el número de pacientes con hepatitis crónica debida al VHC se cuadriplicará entre 1990 y 2015, con el subsiguiente incremento en la necesidad de trasplante hepático, coste sanitario y mortalidad (15).

Vías de transmisión

La transmisión parenteral es la vía más importante de transmisión del VHC (16). Sobre la base de los resultados obtenidos en estudios epidemiológicos, se ha demostrado claramente la transmisión a través de transfusiones de sangre o de sus derivados, hemodiálisis, uso de drogas por vía parenteral y trasplante de órganos sólidos de donantes infectados. El personal sanitario es víctima y también vector de contagios, la transmisión del VHC al personal sanitario por inoculación accidental está bien documentada. La estancia en hospitales también se ha analizado en múltiples estudios epidemiológicos como un posible factor de riesgo de adquisición del VHC; asimismo, se han señalado como posibles factores en la transmisión el haber recibido productos hemáticos o haber sufrido punciones con material médico no desechable. A pesar del control de los anteriores mecanismos se siguen comunicando casos de infección C tras estancias hospitalarias e, incluso, brotes de infección C tras algunos ingresos en una sala común. Además, en los últimos años y como consecuencia del notable incremento en la utilización de *piercing*, acupuntura y tatuajes, se ha detectado una nueva vía de transmisión parenteral: la relacionada con la realización inadecuada de estos procedimientos. Otra posible vía de infección es la vía intranasal asociada al consumo de cocaína. En las Tablas 1 y 2 se expresan los principales mecanismos de transmisión del VHC y la prevalencia de anti-VHC en sujetos pertenecientes a diferentes grupos de riesgo para dicha transmisión, respectivamente.

En aproximadamente uno de cada dos pacientes con infección crónica por VHC o de los donantes voluntarios de sangre VHC positivos no existen antecedentes reconocidos de posible adquisición parenteral, por lo que se ha considerado la posibilidad de la existencia de otras vías diferentes: vía de transmisión intrafamiliar, de transmisión sexual y de transmisión vertical o materno-filial.

1. Vías de transmisión parenteral

Las vías demostradas de adquisición del VHC son las parenterales, ya que se ha identificado claramente la transmisión a través de transfusiones, hemodiálisis, uso de drogas por vía parenteral y receptores de órganos. A continuación se detallan cada uno de estos mecanismos.

Transfusiones

En el pasado, los receptores de sangre o de hemoderivados estaban expuestos a un riesgo significativo de adquirir la infección por el VHC, y el VHC estaba implicado en más del 85% de los casos de hepatitis no A no B postransfusional (17). Se pudo comprobar que existía una correlación directa entre el número de hemoderivados que se habían recibido y el riesgo de adquirir la infección por el VHC. En el pasado, antes del cribado del anticuerpo contra el VHC (anti-VHC) en los donantes de sangre, los pacientes con hemofilia que recibían transfusiones con concentrados de factores de la coagulación no tratados, o tratados inadecuadamente, presentaban tasas de prevalencia de anti-VHC que superaban el 90%, y hasta un 65% de pacientes con talasemia, que recibían múltiples transfusiones con hemoderivados, eran positivos para el anti-VHC. La administración de derivados hemáticos, como las gammaglobulinas, también ha podido ser una vía de adquisición en personas que no han recibido transfusiones directas. Los pacientes hemofílicos, con talasemia y receptores de gammaglobulinas antes de 1990 tienen una prevalencia elevada de infección por el VHC.

El paciente que recibió una transfusión de sangre o de sus derivados antes de 1990 tiene un riesgo de un 10% de haber adquirido el VHC por esa vía por cada unidad de sangre recibida. En diversos estudios retrospectivos y prospectivos, se ha demostrado que con el uso de inmunoanálisis enzimáticos de primera generación (ELISA-1) para el cribado del VHC, el 50-90% de hepatitis no A no B postransfusionales podían prevenirse en los receptores de transfusiones (17). En parte, los casos residuales de infección posterior a una transfusión pueden explicarse por la relativa insensibilidad de los tests de ELISA de primera generación utilizados a comienzos de la década de 1990, y por transmisión a partir de portadores seronegativos para el VHC, es decir, individuos con infección aguda que son asintomáticos y que aún no presentan anti-VHC en suero. La introducción de los tests de ELISA de segunda y tercera generación permitió un cribado más sensible de los donantes de sangre. En efecto, con los tests de ELISA de primera generación se consiguió una reducción del número de hepatitis C en los receptores de sangre del 10% antes de 1990 al 0,9% y con los tests de ELISA de segunda y tercera generación la reducción es prácticamente total (0,3%). Los tests ELISA de tercera generación no detectaron más individuos infectados por el VHC entre una población de donantes que previamente habían sido negativos en el test ELISA de segunda generación, pero detectaron antes el anti-VHC en algunos pacientes con infección aguda por el VHC. Asimismo, los tests ELISA de segunda y tercera generación fueron significativamente más sensibles que los RI-BA de segunda y tercera generación (18).

Los procedimientos modernos de inactivación de virus para lotes derivados del plasma, la producción de factores de coagulación mediante tecnología de ADN recombinante y el cribado del anti-VHC en los donantes de sangre han hecho descender el riesgo de adquirir la infección por el VHC a partir de los hemoderivados. Con los tests anti-VHC de segunda y tercera generación, el "periodo ventana" se estima que dura unas 12 semanas, aunque puede ser de hasta 27 semanas en algunos casos (19).

En la actualidad, entre los donantes controlados con la nueva generación de pruebas de cribado se ha estimado que el riesgo de transmisión del VHC en donaciones efectuadas durante el periodo "ventana" de la infección es aproximadamente de 1 entre 100.000 transfusiones de productos celulares (19). La transmisión del VHC por productos derivados del plasma tratados con los métodos de inactivación modernos no se ha reportado. Con la actual detección del ARN-VHC en donaciones, la seguridad de las transfusiones es máxima y el riesgo es prácticamente cero al rechazar donantes virémicos que son seronegativos (anti-VHC negativo). Sin embargo, actualmente, el escrutinio del ARN del VHC en cada donante sería muy caro y difícil de normalizar; igualmente los resultados obtenidos para el ARN del VHC del producto final pueden ser difíciles de interpretar con respecto a la infectividad.

Hemodiálisis

El VHC es la principal causa de hepatitis aguda en la población que recibe diálisis renal, siendo responsable de más de dos tercios de los casos de hepatitis. Tras el descubrimiento del VHC, se comprobó que la infección por el VHC era mucho más frecuente en pacientes sometidos a hemodiálisis que entre los donantes de sangre o en la población general de la misma área geográfica (20). La prevalencia del VHC en los pacientes con insuficiencia renal crónica sometidos a hemodiálisis es de aproximadamente un 20%, oscilando entre el 1,7% de Irlanda (21) y el 55% de Japón (22). Un estudio español ha reportado una incidencia del 7% (23). Pueden existir muchas razones que justifiquen esta prevalencia tan diferente, como la diferente prevalencia de la infección en la población general de cada área geográfica, así como diferencias entre las distintas unidades en cuanto al manejo de los pacientes con enfermedad renal terminal, como la política de transfusiones que se sigue, el deshechar o compartir el equipo de diálisis, el aislamiento de los pacientes infectados y, lo más importante, el seguimiento estricto de las medidas universales de prevención de enfermedades transmisibles por la sangre. El número de transfusiones y el tiempo en hemodiálisis son factores directamente relacionados con la probabilidad de adquirir la infección (24), pero la asociación con el tiempo en hemodiálisis parece más importante (20).

Aunque en el momento actual las transfusiones han dejado de ser un factor de riesgo, incluso con aislamiento de los pacientes anti-VHC positivo, se siguen detectando nuevos casos de transmisión de hepatitis C en pacientes en hemodiálisis. Aunque los pacientes con insuficiencia renal terminal están sometidos a múltiples procedimientos médicos, quirúrgicos y endoscópicos, un estudio reciente ha demostrado que no existen diferencias entre el número de procedimientos invasivos practicados en los pacientes infectados y en los no infectados por el VHC (23). Por el contrario, la transmisión de un paciente infectado a otros pacientes que son tratados simultáneamente en la misma unidad se cree que es el principal mecanismo de propagación del VHC en este subgrupo de pacientes. Este mecanismo se apoya en el análisis de las secuencias víricas de los virus aislados en los pacientes infectados (19). El mecanismo exacto de transmisión del VHC de paciente a paciente probablemente está en relación con errores en el seguimiento estricto de las medidas universales para prevenir la transmisión de enfermedades potencialmente transmisibles por la sangre. De hecho, se ha detectado ARN-VHC en las manos del 25% del personal que atendía una unidad de diálisis con pacientes VHC positivos (25). Se cree que extremando las medidas higiénicas del personal sanitario, la incidencia de hepatitis C puede reducirse a cero (26).

Adicción a drogas parenterales (ADVP)

Los adictos a drogas por vía parenteral son el grupo de riesgo más elevado de adquirir la enfermedad en países desarrollados y la mayoría de infecciones nuevas ocurren en ADVP. Este colectivo muestra prevalencias de anti-VHC de hasta el 90%, siendo la primera causa de infección en adultos jóvenes. En una revisión reciente sobre las hepatitis en ADVP, los autores apuntan que en este ámbito la principal vía de transmisión del VHC la constituye el compartir agujas contaminadas (27). En este subgrupo, la infección por el VHC se adquiere habitualmente en los primeros 6 meses de adicción (28).

La incidencia de anti-VHC en el colectivo de ADVP está disminuyendo en Europa Occidental y Estados Unidos posiblemente debido a las campañas de salud pública y por el temor al VIH. Por el contrario, en la Europa del Este y en

Rusia constituye actualmente la primera causa de infección aguda debido a la introducción más tardía de la drogadicción (10).

La vía intranasal asociada al consumo de cocaína es también una posible vía de infección (29). El mecanismo de transmisión en estos casos, probablemente, se debe a las lesiones de la mucosa nasal (incluso destrucción del tabique nasal) provocadas por la cocaína. La utilización de algún instrumento para la inhalación que en ocasiones también se comparte también podría ser la vía de transmisión.

Trasplante de órganos

La transmisión del virus C en el trasplante renal, de médula ósea y de otros tejidos está bien documentada a través de estudios retrospectivos en los que se disponía de muestras de suero congeladas (30-32). Se ha encontrado una prevalencia de anticuerpos frente al virus C de hasta el 96% en receptores de órganos de donantes con anticuerpos positivos, quedando demostrado que la transmisión de la infección VHC supone un riesgo importante de enfermedad hepática, pero sin que varíen ni la supervivencia de estos pacientes ni las tasas de rechazo a los 5 años (33). En este momento no se utilizan los donantes con anticuerpos frente al virus de la hepatitis C.

Personal sanitario

El personal sanitario puede sufrir contagio de pacientes y también ser vector de transmisión a los mismos. El personal sanitario que está expuesto a la sangre en su lugar de trabajo presenta un riesgo de sufrir infecciones por patógenos de la sangre. Sin embargo, la prevalencia de la infección por VHC entre el personal sanitario, incluyendo traumatólogos y cirujanos, no es mayor que en la población general (34). Estudios prospectivos realizados en personal sanitario después de una exposición ocupacional han identificado transmisión del VHC únicamente tras pinchazo accidental con aguja contaminada, aunque se han reportado casos de transmisión del VHC por salpicaduras de sangre a los ojos (16). El riesgo de infección tras sufrir un pinchazo accidental con material contaminado por el virus C es bajo, probablemente en relación con la carga viral escasa que existe en el material de venopunción, con tasas de seroconversión entre 0 y 1,9% según los estudios realizados en España (35) y de hasta el 2,9% en los trabajos efectuados en Japón (36). La probabilidad de transmisión depende en parte de la cantidad de sangre que se transmite al receptor mediante el pinchazo, la presencia de ARN-VHC en suero, la carga viral y la profundidad de la inoculación (37). El porcentaje de infección por el VHC tras pinchazo con agujas sólidas parece ser inferior que tras accidentes con cánulas huecas.

Una situación diferente y que genera gran alarma social la constituye la posibilidad de transmisión del virus desde el personal sanitario a pacientes. Esta posibilidad podría ser la causa de alguna infección nosocomial no aclarada. En 1996, Esteban y cols. reportaron la transmisión de la infección de un cirujano cardiaco a sus pacientes (38), siendo un mecanismo plausible de transmisión, la contaminación de la herida quirúrgica del paciente con sangre del cirujano por lesión de sus dedos ocasionada durante o al cerrar la esternotomía. Aunque no se han realizado estudios prospectivos, el riesgo de transmisión de la infección desde el personal sanitario a los pacientes parece no ser relevante y guarda relación con algunas maniobras intervencionistas.

Se cree que extremar las medidas higiénicas habituales puede ser suficiente para evitar el contagio a pacientes.

Hospitalización

Además de los pacientes que realizan hemodiálisis, la estancia en hospitales también se ha analizado en múltiples estudios epidemiológicos como un posible factor de riesgo de adquisición del VHC. Se han comunicado casos de infección C tras estancias hospitalarias e incluso brotes de infección C tras estancia en una sala común (39, 40), relacionados con la utilización de viales multidosis o transmisión de paciente a paciente si no se aplican medidas estrictas de asepsia. Varios estudios indican que el antecedente de tratamiento médico reciente fue probablemente la causa de transmisión del VHC en algunos casos de hepatitis aguda C (41, 42) y se identificaron procedimientos inadecuados en la mayoría de casos en que se sospechó o probó la transmisión nosocomial. Recientemente, en un estudio realizado en España (40) que incluyó pacientes ingresados en tres salas de una unidad de hepatología y en el que se registraron diariamente durante los 2 años que duró el estudio todos los procedimientos invasivos, transfusiones de hemoderivados, así como la distribución en las salas de los pacientes anti-VHC positivos y negativos, y en el que el personal sanitario de estas salas estaba bien entrenado en el mantenimiento de las medidas universales de prevención de transmisión de enfermedades infecto-contagiosas, se observó una seroconversión anti-VHC en tres pacientes y en los tres se confirmó la presencia de viremia. Ninguno de estos pacientes presentaba otros factores de riesgo distintos a la hospitalización. La incidencia anual calculada de seroconversión a anti-VHC fue de 0,19/100 ingresos. Mediante un análisis filogenético de la región hipervariable 1, las cepas virales aisladas de cada uno de los pacientes infectados se relacionaron estrechamente con cepas de tres pacientes infectados por el VHC que se encontraban hospitalizados en la misma habitación o en la misma sala. En este estudio no se encontró ninguna relación entre la seroconversión a anti-VHC y la realización de procedimientos invasivos o la transfusión de hemoderivados. Por tanto, este estudio demuestra que en salas convencionales de hospitalización, y a pesar de la instauración de medidas universales de prevención, se sigue produciendo transmisión nosocomial del VHC y ésta tiene lugar de paciente a paciente, probablemente debido a fallos en la correcta aplicación de las medidas de precaución.

Algunos estudios han sugerido que la endoscopia digestiva podría desempeñar un papel en la infección nosocomial. Se ha documentado la transmisión del VHC de paciente a paciente durante colonoscopia (43) o tras colangiografía retrógrada endoscópica con esfinterotomía. Los resultados de un estudio realizado en una unidad de enfermedades gastrointestinales halló como factor de riesgo independiente en la transmisión del VHC la práctica de las biopsias endoscópicas (44). La revisión de los procedimientos endoscópicos y anestésicos reveló que la limpieza y desinfección inapropiada del material endoscópico fue probablemente la responsable de la transmisión del VHC. En la actualidad se ha demostrado que la inmersión en glutaraldehido durante 20 minutos elimina completamente el virus. Los materiales de biopsia requieren pasar por el proceso de autoclave para tener una certeza total de eliminación del virus. Así pues, en el marco de una práctica médica adecuada, la endoscopia no debe ser una vía de adquisición del virus C (45).

Otras vías parenterales

En los últimos años, y como consecuencia del notable incremento en la utilización de piercing, acupuntura, pendientes y tatuajes, se ha detectado una nueva vía de transmisión parenteral: la relacionada con la realización inadecuada de estos procedimientos (16). Al igual que en el caso de los pacientes ADVP, la utilización de material no desechable produce una situación de riesgo de infección por el virus C.

2. Vías de transmisión no parenteral

Como se ha comentado anteriormente, en cerca de la mitad de los pacientes con anti-VHC que se detectan en el cribaje de las donaciones sanguíneas no existen antecedentes reconocidos de transmisión parenteral. La detección de ARN-VHC en líquidos corporales puede sugerir transmisión por vías diferentes de la parenteral: vía de transmisión sexual, de transmisión intrafamiliar y de transmisión vertical o materno-filial. Sin embargo la trasmisión intrafamiliar, sexual y vertical no pueden explicar el elevado número de infecciones C de origen no conocido. Punciones percutáneas inaparentes, el material médico no desechable (práctica habitual en otras épocas) y el uso de gammaglobulinas son hipótesis barajadas en muchos casos de trasmisión no identificada.

Vía sexual

La transmisión sexual aparece como factor de riesgo en algunos estudios que muestran una alta prevalencia de anti-VHC en los contactos sexuales de pacientes con anti-VHC positivo. No obstante, otros investigadores han comunicado prevalencias bajas (0-2,7%). A pesar de esta enorme variabilidad que ofrecen los resultados con respecto a la posibilidad de la transmisión sexual del VHC, existen evidencias que indican que el VHC puede transmitirse por vía sexual, pero con una frecuencia muy inferior a otros virus que se transmiten por esta vía, incluyendo el virus de la hepatitis B y el virus de la inmunodeficiencia humana (VIH) (46, 47).

El riesgo de transmisión del VHC por vía sexual difiere según el tipo de relación sexual. Las parejas monogámicas estables presentan un riesgo inferior de adquisición del VHC (0% a 0,6% por año) que las personas con múltiples parejas o con enfermedades de transmisión sexual (0,4% a 1,8% por año). La coinfección con VIH incrementa el riesgo de transmisión del VHC por contacto sexual (46). Las relaciones sexuales no se consideran una vía efectiva de transmisión de la hepatitis C en parejas heterosexuales estables.

En la Tabla 3 se expresan el riesgo y prevalencia de la transmisión del VHC en función del tipo de relación sexual.

Intrafamiliar

En cuanto a la transmisión intrafamiliar no sexual, la mayoría de estudios en los contactos no sexuales en el hogar de individuos infectados por el VHC muestran prevalencias de anti-VHC similares a la población general (1,3-2%) y aunque existe algún estudio que ha encontrado una prevalencia superior de anti-VHC en familiares de personas con infección crónica por el VHC, ninguno ha conseguido demostrar ninguna evidencia serológica o virológica de transmisión del VHC entre los miembros de una misma familia (48). Existe unanimidad en que el medio intrafamiliar no es una vía de adquisición del virus.

Vertical

La transmisión vertical del VHC es la que acontece de madre a hijo durante el parto y afortunadamente no es muy frecuente. La prevalencia de anti-VHC en las mujeres gestantes es del 0,1% al 2,4%, aunque en algunas zonas endémicas es muy superior (49, 50). La proporción de mujeres con anti-VHC que tienen infección activa con viremia es del 60-70%. La carga viral C elevada, sobre todo en el tercer trimestre, y la coinfección por el VIH son factores que se relacionan de forma directa con la posibilidad de transmisión vertical (Tabla 4). La transmisión perinatal del VHC es muy poco probable si el nivel de ARN-VHC es inferior a 10 ^{6} copias / ml. En cambio, la probabilidad de transmisión vertical fue del 36% en bebes nacidos de madres con niveles de ARN-VHC superiores o iguales a 10^6 copias / ml (51, 52). Igualmente, está aceptado que no existe posibilidad de transmisión vertical en los hijos de madres no virémicas. El genotipo del VHC no influye en la transmisión vertical.

La transmisión vertical se estima en un 5% en madres VIH negativas y en un 20% en madres VIH positivas (49).

El momento en el que se produce el contagio del VHC de la madre al hijo no está suficientemente estudiado. El mecanismo más probable de transmisión es en el parto. Varios estudios han confirmado que no existen diferencias en el riesgo de transmisión en el parto realizado por vía vaginal o mediante cesárea (50). En la actualidad no hay suficiente evidencia científica para recomendarse una cesárea electiva en las mujeres con infección activa por el VHC, a menos que presenten coinfección por el VIH, en cuyo caso es obligado el parto mediante cesárea, dado el alto riesgo de transmisión del VIH.

El contacto madre-hijo después del nacimiento es muy estrecho y más si la alimentación del bebé se realiza mediante lactancia materna. Si bien se ha detectado ARN-VHC en la leche y el calostro de madres VHC positivo, no se han detectado casos en los cuales la vía de transmisión madre-hijo pueda ser atribuida a la lactancia materna (49, 53). Numerosos estudios no han demostrado diferencias en la tasa de transmisión al relacionarla con el tipo de lactancia, materna o artificial, o con la duración de la lactancia natural. Probablemente esto se debe a que la carga viral en la leche es muy baja o a que el virus se inactiva en el tracto gastrointestinal. Por el momento, no existen datos que justifiquen recomendar la lactancia artificial en los hijos de madres anti-VHC positivo.

Otras vías de transmisión

El VHC ha sido aislado en materiales diferentes a la sangre como líquido cefalorraquídeo, lágrimas, ascitis, sudor y semen, lo que posibilitaría la transmisión por vía sexual, intrafamiliar, etc. Sin embargo, los estudios epidemiológicos no avalan la transmisión por estas vías más que en situaciones puntuales. Por ello, aunque se haya detectado en dichos líquidos, la cantidad de virus en el inóculo a transmitir debe ser muy pequeña. Además, la vía de entrada a la otra persona exige la presencia de una herida, ya que con piel o mucosas intactas el VHC no se transmite. El incremento de la prevalencia con la edad hace pensar que el uso de material médico no desechable, común en España y en otros países occidentales hasta hace 25 años y al que ha estado expuesta la población de más edad, pueda ser el factor que explique la alta prevalencia en mayores de 59 años.

Es bien conocido que las medidas preventivas ya están tomadas en cuanto a riesgos parenterales y estamos asistiendo a una disminución de la incidencia de hepatitis C. Actualmente apenas vemos casos de hepatitis C aguda y la mayoría está relacionado con la drogadicción. Alter y cols. en EEUU (estudio NHANES III) encuentran una prevalencia de VHC de 1,8% (subestimada porque no se incluyeron presos ni personas sin hogar), señalando como factores de riesgo del VHC el uso de drogas ilegales (cocaína, marihuana), estar divorciado, adoptar conductas sexuales de riesgo y tener un nivel educacional bajo, factores que parecen relacionados con conductas de mayor riesgo de transmisión (3).

Sin lugar a dudas, en el momento actual parece que está cambiando la importancia relativa de los diferentes factores de riesgo de transmisión del VHC, debido en parte a la práctica eliminación de la hepatitis transfusional desde hace unos 15 años y a la reducción del uso de drogas intravenosas desde hace menos años, así como a la disponibilidad de jeringuillas nuevas de un único uso para los que todavía consumen drogas intravenosas. Es destacable la observación de un estudio retrospectivo sobre hepatitis aguda C que incluyó un total de 105 pacientes atendidos en distintos hospitales de España en los últimos 5 años (54). En este estudio el principal factor de riesgo para la adquisición de la infección fue un ingreso hospitalario, lo que sugiere un origen nosocomial, seguido de la adicción a drogas por vía parenteral, relaciones sexuales de riesgo y pinchazo accidental (Tabla 5).

REFERENCIAS BIBLIOGRÁFICAS

1. World Health Organization, Weekly Epidemiological Record 1997; 72: 65-72.

2. HENCORE: Hepatitis C European Network for Co-Operative Research. Guidelines for control and management of hepatitis C. Report to the European Commission DG V: March 1998.

3. Alter MJ, Kruszon-Moran D, Nainan OV, Mcquillan GM, Gao F, Moyer LA, Kaslow RA, et al. The prevalence of hepatitis C virus infection in the United States, 1988 through 1994. N Engl J Med 1999; 34: 556-562.

4. Naoumov NV. Hepatitis C virus infection in Eastern Europe. J Hepatol 1999; 31: (Suppl. 1): 84-87.

5. Naoumov NV, Lissichkov T, Rumi MG. Hepatitis C virus infection in hemophiliacs in Bulgaria. Ann Intern Med 1991; 114: 171-172.

6. Polz MA, Rajtar B, Daniluk J, Kowalczyk J, Ksiazek A, Pokora J. Infection with HCV in patients hospitalised for various causes. Prevalence of anti-HCV antibodies in selected groups of patients. Przegl Epidemiol 1995; 49: 313-316.

7. Draganov P, Teoharov P, Dimitrova T, Ivanova R, Kirjakov Z, Mushikov V et al. Prevalence of HCV infection among patients and medical staff in haemodialysis centres. Infectology 1994; 31: 32-35.

8. Ambrozaitis A, Zagminas K, Balciunaite G, Widell A. Hepatitis C in Lithuania: incidence, prevalence, risk factors and viral genotypes. Clin Diagn Virol 1995; 4: 273-284.

9. Kim WR. The burden of hepatitis C in the United States. Hepatology 2002; 36: S30-S34.

10. Alter MJ. Epidemiology of hepatitis C. Hepatology 1997; 26: 62S-65S.

11. Briggs M, Baker C, Hall R, Gaziano J, Gagnon D, Bzowej N, Wright T. Prevalence and risk factors for hepatitis C virus infection at an urban veterans administration medical center. Hepatology 2001; 34: 1200-1205.

12. Cheung R, Hanson A, Maganti K, Keeffe E, Matsui S. Viral hepatitis and other infectious diseases in a homeless population. J Clin Gastroenterol 2002; 34: 476-480.

13. Hoofnagle JH. Course and outcome of hepatitis C. Hepatology 2002; 36: S21-S28.

14. Lau JY, Davis GL, Prescott LE, Maertens G, Lindsay KL, Qian K, Mizokami M et al. Distribution of hepatitis C virus genotypes determined by line probe assay in patients with chronic hepatitis C seen at tertiary referral centers in the Unites States. Hepatitis Interventional Therapy Group. Ann Intern Med 1996; 124: 868-876.

15. National Institutes of Health Consensus Development Conference Statement: Management of hepatitis C: 2002-June 10-12, 2002. Hepatology 2002; 36: S3-S20.

16. Alter MJ. Prevention of spread of hepatitis C. Hepatology 2002; 36: S93-S97.

17. Van der Poel CL. Hepatitis C virus and blood transfusion: past and present risks. J Hepatol 1999; 31: 101-106.

18. Vrielink H et al. Performance of three generations of anti-hepatitis C virus enzyme-linked immunosorbent assays in donors and patients. Transfusion 1997; 37: 845-849.

19. Schreiber GB, Busch MP, Kleinman SH et al. The risk of transfusion-transmitted viral infections. N Engl J Med 1996; 334: 1685-1690.

20. Sánchez-Tapias JM. Nosocomial transmisión of hepatitis C virus. J Hepatol 1999; 31 Suppl 1: 107-112.

21. Conlon PJ, Walshe JJ, Smyth EG, McNamara EB, Donohoe J, Carmody M. Lower prevalence of anti-hepatitis C antibody in dyalisis and renal transplant patients in Ireland. Ir J Med Sci 1993; 162: 145-147.

22. Hayashi J, Nakashima K, Yoshimura E, Kishihara Y, Ohmiya M, Hirata M. Prevalence and role of hepatitis C viraemia in haemodialysis patients in Japan. J Infect 1994; 28: 271-277.

23. Forns X, Fernández-Llama P, Pons M, Costa J; Ampurdanés S, López-Labrador FX et al. Incidence and risk factors of hepatitis C virus infection in a haemodialysis unit. Nephrol Dial Transplant 1997; 12: 736-740.

24. Garrigos E, Diago M, Tuset C, Ajenjo E, Roma E, Jiménez M et al. Anticuerpos antivirus de la hepatitis C en pacientes en hemodiálisis. Nefrología 1991; 11: 155-159.

25. Alfurayh O, Sabeel A, Al Ahdal MN, Almeshari K, Kessie G, Hamid M et al. Hand contamination with hepatitis C virus in staff looking after hepatitis C positive hemodyalisis patients. Am J Nephrol 2000; 20: 103-106.

26. Grupo Español del VHC en diálisis. Estudio de los factores de riesgo de 85 seroconversiones del VHC ocurridos en pacientes de hemodiálisis durante 2 años. Nefrología 1999; 19: 57.

27. Sulkowski MS, Thomas DL. Viral hepatitis among injection drug users. Viral hepatitis 1998; 4: 229-244.

28. Garfein RS, Doherty MC, Moterroso ER, Thomas DL, Nelson KE. Prevalence and incidence of hepatitis C virus among young adult injection users. J Acq Immune Defic Syndr Hum Retrovirol 1998; 18 Suppl 1: S11-S19.

29. Conry-Cantilena C, Vanraden M, Gibble J, Melpoler J, Shakil AO, Viladomiu L et al. Routes of infection, viremia and liver disease in blood donors found to have hepatitis C virus infection. N Engl J Med 1996; 334: 1691-1696.

30. Tesi RJ, Waller K, Morgan CJ, Delaney S, Elkhammas EA, Henry ML etal. Transmission of hepatitis C by kidney transplantation: the risks. Transplantation 1994; 57: 826-831.

31. Shuhart MC, Myerson D, Childs BH, Fingeroth JD, Perry JJ, Synder S et al. Marrow transplantation from hepatitis C virus seropositive donors: transmission rate and clinical course. Blood 1994; 84: 3229-3235.

32. Zoulim F. Hepatitis C virus infection in special groups. J Hepatol 1999; 31 (Supl 1): 130-135.

33. Pereira BJ, Milford EL, Kirkman RL, Levey AS. Transmission of hepatitis C virus by organ transplantation. N Engl J Med 1991; 325: 454-460.

34. Zuckerman J, Clewley G, Griffiths P, Cockcroft A. Prevalence of hepatitis C antibodies in clinical health care workers. Lancet 1994; 343: 1618-1620.

35. Hernández E, Bruguera M, Puyuelo T, Barrera JM, Sánchez-Tapias JM, Rodés J. Risk of needle-stick injuries in the transmission of hepatitis C virus in hospital personnel. J Hepatol 1992; 16: 56-58.

36. Kiyosawa k, Sodeyama T, Tanaka E, Nakano Y, Furuta S, Nishioka K et al. Hepatitis C in hospital employees with needlestick injuries. Ann Intern Med 1991; 115: 367-369.

37. Suzuki K, Mizokami M, Lau JY, Mizoguchi N, Kato K, Mizuno Y et al. Confirmation of hepatitis C virus transmission through needlestick accidents by molecular evolutionary analysis. J Infect Dis 1994; 170: 1575-1578.

38. Esteban JI, Gómez J, Martell M, Cabot B, Quer J, Camps J et al. Transmission of hepatitis C by a cardiac surgeon. N Engl J Med 1996; 334: 555-560.

39. Allander T, Gruber A, Naghavi M, Beyene A, Soderstrom T, Bjorkholm M et al. Frequent patient to patient transmission of hepatitis C virus in a haematology ward. Lancet 1995; 345: 603-607.

40. Foros X, Martínez-Bauer E, Feliu A, García-Retortillo M, Martin M, Gay E, Navasa M et al. Nosocomial transmisión of HCV in the Liver Unit of a tertiary care center. Hepatology 2005; 41: 115-122.

41. Schvarcz R, Johansson B, Nystrom B, Sonnerborg A. Nosocomial transmission of hepatitis C virus infection. Infection 1997; 25: 74-77.

42. Sata O, Hashimoto O, Noguchi S, Uchimura Y, Akiyoshi F, Matsukuma MB et al. Transmission routes and clinical course in sporadic acute hepatitis C. J Viral Hepat 1997; 4: 273-278.

43. Bronowicki JP, Venard V, Botte C, Monhoven N, Gastin I, Chone L et al. Patient-to-patient transmission of hepatitis C virus during colonoscopy. N Engl J Med 1997: 337; 237-240.

44. Andriu J, Barny S, Colardelle P, Maisonneuve P, Giraud V, Robin E et al. Prèvalence et facteurs de risque de l'infection par le virus C dans une population hospitalière en gastroentèrologie. Rùle des biopsies perendoscopiques. Gastroenterol Clin Biol 1995; 19: 340-345.

45. American Society for Gastrointestinal Endoscopy Ad Hoc Comittee on Disinfection. Reprocessing of flexible gastrointestinal endoscopes. Gastrointest Endosc 1996; 43: 540-546.

46. Terrault NA. Sexual activity as a risk factor for hepatitis C. Hepatology 2002; 36: S99-S105.

47. Wejstal. Sexual transmission of hepatitis C virus. J Hepatol 1999; 31 (Suppl. 1): 92-95.

48. Zarski JP, Leroy V. Counselling patients with hepatitis C. J Hepatol 1999; 31 (Suppl. 1): 136-140.

49. Zanetti AR, Tanzi E, Newell ML. Mother-to-infant transmission of hepatitis C virus. J Hepatol 1999; 31 (Suppl. 1): 96-100.

50. Roberts EA, Yeung L. Maternal-infant transmission of hepatitis C virus infection. Hepatology 2002; 36: S106-S113.

51. Ohto H, Terazawa S, Sasaki N, Hino K, Ishiwata C et al. Transmission of hepatitis C virus from mothers to infants. N Engl J Med 1994; 330: 744-750.

52. Lin HH, Kao JH, Hsu HY, Ni YH, Yeh SH, Hwang LH et al. Possible role of high titer maternal viremia in perinatal transmission of hepatitis C virus. J Infect Dis 1994; 169: 638-641.

53. Polywka S, Schroter M, Feucht HH, Zollner B, Langs R. Low risk of vertical transmission of hepatitis C virus by breast milk, Clin Infect Dis 1999; 29:1327-1329.

54. Martínez-Bauer E, Forns X, Armelles M, Planas R, Solà R, Vergara M, Fábregas S, et al. El ingreso hospitalario es el único factor de riesgo epidemiológico em la mayoría de casos de hepatitis aguda C. Gastroenterol Hepatol 2006; 29 (supl 1): 119.

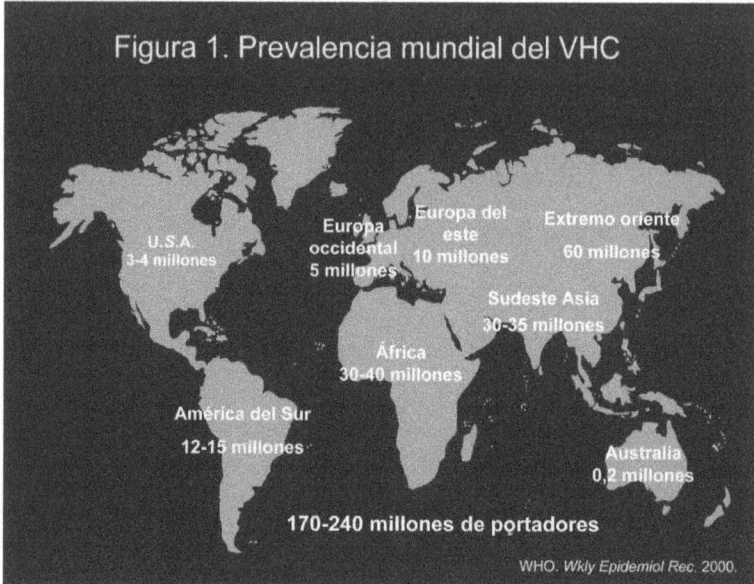

Figura 1. Prevalencia mundial del VHC

U.S.A.
3-4 millones

Europa
occidental
5 millones

Europa del
este
10 millones

Extremo oriente
60 millones

Sudeste Asia
30-35 millones

África
30-40 millones

América del Sur
12-15 millones

Australia
0,2 millones

170-240 millones de portadores

WHO. *Wkly Epidemiol Rec.* 2000.

Figura 1. *Número de personas infectadas por el VHC en función del área geográfica.*

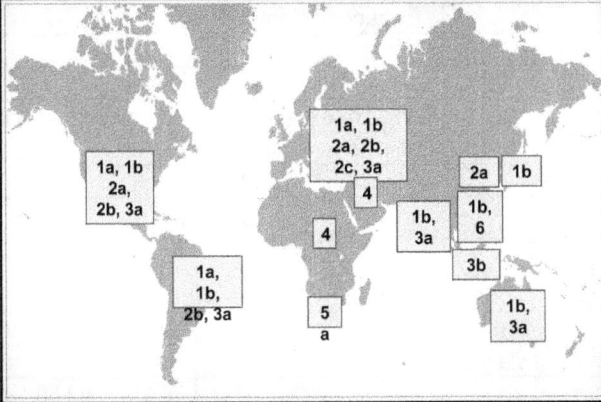

Figura 2. Infección VHC : Distribución genotipos

Fang JWS et al. *Clin Liver Dis.* 1997;1:493-514.

Figura 2. *Distribución mundial de los diferentes genotipos del VHC.*

Tabla 1. Principales vías de transmisión para el VHC

Demostradas y muy eficientes	Demostradas o muy sospechosas pero poco eficientes	Sospechadas pero no probadas
Transfusiones de sangre	Pinchazo accidental	Acupuntura
Drogadicción parenteral	Materno filial o neonatal	Piercing
Trasplante de órganos	Contacto sexual	Cocaína intranasal
	Contacto intrafamiliar	
	Tatuaje	

Tabla 2. Prevalencia de anti-VHC en diferentes grupos de riesgo

Grupo de riesgo	Anti-VHC positivo (%)
Drogadicción por vía parenteral	48-90
Talasémicos	42-80
Pacientes con hemofilia	50-95
Pacientes en hemodiálisis	10-45
Receptores de órganos de donantes anti-VHC positivo	60
Antecedente de transfusión sanguínea o cirugía mayor	20
Alcohólicos	15-25
Profesionales de la salud	0-10
Personas con tatuajes	10
Prisioneros	15-46

Tabla 3. Riesgo y prevalencia de la transmisión del VHC en función del tipo de relación sexual.

	Riesgo	Prevalencia
Parejas estables monógamas	0 – 0,6 % / año	2-3 %
Parejas múltiples, ETS	0,4 – 1,8 % / año	4-6 %

ETS: Enfermedades de transmisión sexual.

Tabla 4. Riesgo y prevalencia de la transmisión vertical del VHC según diferentes estados de la madre anti-VHC positivo

	Riesgo de transmisión
Global	
Anti-VHC positivo	1,7 %
ARN-VHC positivo	4,3 %
Coinfección VIH	
VIH positivo	20 %
VIH negativo	3,5 %
Drogadicción parenteral	
Asociada a VHC positivo	8,6 %
VHC positivo sin ADVP	3,4 %
Modo de parto	
Vaginal	3,6 %
Cesárea	2 %

Tabla 5. Posible mecanismo de contagio en 103 pacientes con hepatitis aguda C atendidos en hospitales españoles (2000-2004)

Un solo factor de riesgo	N (%)
Hospitalización	**68 (72)**
Drogas intravenosas o inhaladas	9 (10)
Sexo de riesgo	6 (6,4)
Pinchazo accidental	6 (6,4%)
Dentista	4 (4,2)
Acupuntura	1 (1)
Dos o más factores de riesgo	4 (4)
Ningún factor de riesgo conocido	5 (5)

CAPÍTULO 3

CUADRO CLÍNICO E HISTORIA NATURAL
DE LA HEPATITIS C

Dra. Aurora Loaeza del Castillo.
Departamento de Gastroenterología. Instituto Nacional de
Ciencias Médicas y Nutrición "Salvador Zubirán" México.
Dr. Juan Fernando Gallegos Orozco.
Laboratorio de Investigación del departamento de
Gastroenterología Instituto Nacional de Ciencias Médicas y
Nutrición "Salvador Zubirán". México.

LA HISTORIA NATURAL DE la infección por el virus de hepatitis C (VHC) es tema de controversia, esto se debe a la dificultad para su estudio por la limitante de que el inicio de la infección se conoce en pocos casos, por la dificultad para su evaluación prospectiva debido a su duración prolongada y por las variaciones al estudiar diferentes poblaciones. Lo que es claro es que la historia natural de la infección por el VHC es compleja debido a que en su curso influyen factores propios del virus, del huésped y numerosos factores ambientales. A diferencia de la infección por otros virus hepatotrofos, la infección por el VHC persiste en la mayoría de los casos con el subsecuente desarrollo de hepatitis crónica, cirrosis y en algunos casos hepatocarcinoma. En este capítulo abordaremos las manifestaciones clínicas de la infección por el VHC así como la historia natural de la enfermedad.

1. Manifestaciones clínicas

La *infección aguda* por el VHC es asintomática en la mayoría de los casos, no existen pruebas diagnósticas específicas para identificarla y diferenciarla de la forma crónica, por estas razones la hepatitis C aguda pocas veces se diagnostica fuera de la vigilancia post-exposición a factores de riesgo conocidos. La forma ictérica de la infección aguda ocurre en el 20 a 25% de los casos, la falla hepática fulminante es poco frecuente y la mortalidad asociada a la hepatitis C aguda es del 0.1%. Un curso más grave de la hepatitis C aguda puede observarse en los pacientes con abuso en el consumo de alcohol o coinfectados por el virus de la hepatitis B (BCV) o virus de la inmunodeficiencia humana (VIH). En la figura 1 se muestra el curso clínico de la hepatitis C aguda.

En la hepatitis aguda C el RNA-VHC se detecta en el suero entre 1 a 2 semanas después de la exposición, entre las 2 a 8 semanas se encuentra elevación de alanina-aminotransferasa (ALT) y en la forma ictérica los síntomas ocurren entre las 3 a 12 semanas (promedio 7 semanas). Es posible detectar anticuerpos contra el VHC poco después del inicio de los síntomas. La mayoría de los pacientes con infección por VHC autolimitada eliminan el virus (RNA-VHC y/o antígeno del core indetectables) 12 a 16 semanas después del inicio de los síntomas de infección aguda.

La hepatitis crónica C generalmente es asintomática y está asociada a alteración persistente o fluctuante en la ALT. Los síntomas pueden ser inespecíficos, el más frecuente es la fatiga que se presenta en el 50% de los casos. Las secuelas de la hepatitis crónica C incluyen fibrosis progresiva, cirrosis y carcinoma hepatocelular. En la figura 2 se ilustra la historia natural de la hepatitis C.

2. Historia natural de la infección por VHC

La evolución a la forma crónica después de la infección primaria por el VHC ha sido un punto de controversia. Los estudios realizados a principios de la decada de 1990 en pacientes con hepatitits C post-transfusión mostraron que la mayoría de los pacientes no depuraban al VHC y del 85 al 90 % desarrollaban infección persistente. Sin embargo, estudios ulteriores demostraron que el riesgo de evolucionar a la infección crónica es menor en otras poblaciones y que existen diversos factores que modifican ese riesgo. Estudios en familiares en contacto cotidiano con pacientes infectados y en otros grupos con exposición repetida al virus han mostrado que algunos sujetos desarrollan inmunidad celular en ausencia de seroconversión, estas observaciones sugieren que la depuración del VHC ocurre en individuos expuestos con mayor frecuencia de lo que se pensó en años pasados. La infección persistente puede ocurrir en el 43 al 86% de los casos[2] dependiendo de la edad del paciente, género, fuente de contagio, tamaño del inoculo, coinfección por otros virus, raza, abuso de alcohol y estado de inmunocompetencia del huésped. Así por ejemplo, las mujeres jóvenes evolucionan a la forma crónica con poca frecuencia, lo contrario ocurre en quienes se exponen a un inóculo grande (p. ej. la hemotransfusión confiere un riesgo elevado) y en pacientes con agamaglobulinemia. Asi pues, el curso natural y la gravedad de la hepatitis C son heterogéneos debido a una variedad de factores que los determinan, en el cuadro 1 se enlistan los factores que han mostrado influir sobre la historia natural de la hepatitis C.

La frecuencia de la evolución hacia la cirrosis es variable dependiendo de la estrategia utilizada para adquirir la información, en estudios retrospectivos la frecuencia promedio es del 42%, en estudios prospectivos del 11% y en estudios ambilectivos es del 2.1% (12). En estudios de cohorte en la comunidad la frecuencia promedio de desarrollo de cirrosis es del 7%, esta información es la más representativa para estimar la progresión de la enfermedad en la población general.

Un estudio prospectivo con seguimiento por 8 a 16 años después de la exposición al VHC mostró que 7-16 % de los pacientes desarrollan cirrosis, 0.7-1.3 % desarrollan carcinoma hepatocelular (CHC) y 1.3-3.7 % murieron a causa de la hepatopatía. Estudios ambilectivos con seguimiento por 9 a 45 años mostraron que el 0.3 a 15 % de los pacientes evolucionan a cirrosis, 0 a 19% desarrollan CHC y la muerte relacionada con la enfermedad ocurre en el 0 a 2.8% de los casos. Las diferencias en el curso de la hepatitis C son más evidentes al estudiar diferentes grupos de pacientes, así por ejemplo, el 15-27 % de los adultos infectados a la edad de 45-65 años por un inóculo grande a través de hemotransfusión desarrollan cirrosis en comparación con 4% en pacientes con hepatitis C adquirida en la comunidad, 1% en jóvenes adictos a drogas inyectables, 0.4-2 % en mujeres jóvenes infectadas por inmunoglobulina anti-D y 0.3 % en niños con hepatitis C.

A continuación se discutirán los factores que han mostrado tener influencia en el curso natural de la hepatitis C, cabe destacar que son los factores propios del huésped y no los virales los que determinan la progresión de la enfermedad.

Factores del huésped

Diversos estudios han mostrado consistentemente que la edad a la que se adquiere la infección por el VHC tiene impacto en la historia natural de la enfermedad hepática, el riesgo de progresión a la forma crónica es mayor al avanzar la edad. Poynard y cols. reportaron que sólo el 2% de los pacientes infectados antes de los 20 años de edad desarrollaban cirrosis después de 20 años de seguimiento comparado con el 6% en los infectados entre los 31 y 40 años, 37% en los infectados entre los 41 y 50 años y 63% en los que adquirieron la infección después de los 50 años. En un estudio que incluyó 70 pacientes mexicanos la edad de contagio mayor de 30 años fue un predictor de fibrosis hepática avanzada.

La evolución a la forma crónica es menor en las mujeres, particularmente en las mujeres jóvenes (55%). Por otra parte, la tasa de cronicidad es variable en diferentes razas, la infección persistente es más frecuente en la raza negra (86-95 %). Algunos estudios han mostrado que factores genéticos pueden influir en el curso de la infección por el VHC, sin embargo esto es controversial y no ha sido confirmado en estudios ulteriores. Un estudio reportó que los HLA B54, DRB0405 y DQB10401 están asociados con progresión de la enfermedad mientras que los HLA DRB11302, DRB11101 y DQB10604 se encontraron más frecuentemente en pacientes con enfermedad mínima y alanina-aminotransferasa persistentemente normal. Otros estudios han asociado polimorfismos en los genes del factor de crecimiento transformante ß y de la angiotensina-II con una progresión acelerada de la fibrosis hepática en pacientes con hepatitis C.

Factores metabólicos

Se han descrito diversas alteraciones metabólicas que determinan la gravedad del curso de la infección por el VHC, contribuyendo a un riesgo mayor de desarrollo de cirrosis se encuentran la esteatosis hepática, el aumento en el depósito hepático de hierro y la diabetes mellitus tipo 2.

El hecho de que la acumulación anormal de hierro en el hígado acelera la progresión del daño hepático en pacientes con hepatitis C es controversial. Un estudio reportó que los pacientes heterocigotos para la mutación C282Y del gen HFE tuvieron fibrosis hepática más avanzada y mayor frecuencia de cirrosis, sin embargo otros reportes no han confirmado esta observación.

La esteatosis es un hallazgo frecuente en la biopsia hepática de pacientes con hepatitis crónica C. En un estudio que incluyó 400 pacientes la prevalencia de esteatosis fue del 65 % y fue grave (grado 3) en el 23% de los casos[1]. En los pacientes infectados por el VHC genotipo 3 la frecuencia y gravedad de la esteatosis es mayor al compararlos con los pacientes VHC genotipo 1 ó 2. La esteatosis puede estar asociada con factores de riesgo para enfermedad hepática grasa no alcohólica, como son obesidad o diabetes mellitus tipo 2, o bien relacionarse sólo a la infección viral como ocurre en los pacientes con VHC genotipo 3 en los que la proteína del core y la NS5A interfieren con el transporte intracelular de triglicéridos y con la síntesis y secreción de lipoproteínas. La esteatosis es un factor de riesgo para progresión acelerada de la fibrosis hepática.

Otras alteraciones metabólicas se han asociado a un curso más agresivo de la enfermedad hepática. Un estudio que incluyó 108 pacientes con hepatitis crónica por VHC reportó que la diabetes está asociada significativamente (razón de momios: 3.56, IC 95% 1.35-9.42, P=0.008) con fibrosis avanzada (fibrosis METAVIR $\geq$ F2). Existe controversia sobre la asociación entre obesidad o sobrepeso con la progresión acelerada de la fibrosis hepática en estos pacientes.

Por otra parte, la infección concomitante por el VHB o VIH acelera el curso de la hepatitis crónica C y aumenta el riesgo de desarrollar cirrosis o carcinoma hepatocelular. Existe controversia acerca de la asociación entre consumo de alcohol y curso agresivo de la hepatitis C, parece ser que sólo el consumo diario de una cantidad importante de alcohol confiere mayor riesgo de cirrosis.

En conclusión, la infección por el VHC evoluciona a la forma crónica en la mayoría de los casos, el conocimiento del curso natural de la hepatitis C crónica y de los factores que la modifican es importante con fines de pronóstico así como para diseñar estrategias de vigilancia y tratamiento.

Cuadro 1. Factores que influyen en la historia natural de la hepatiits C

- Edad de la infección
- Género
- Raza
- Infección por VHB/VIH
- Consumo de alcohol
- Tabaquismo
- Hemocromatosis
- Esteatosis/obesidad
- Esquistosomiasis
- Factores genéticos
- ALT normal/ALT alterada

CAPITULO 4

MANIFESTACIONES EXTRAHEPÁTICAS DE LA INFECCIÓN POR EL VIRUS DE LA HEPATITIS C.

Dr.Waldo O. García Ferrera.
Departamento de Gastroenterologia.Seccion de
Hepatologia.Hospital Universitario Calixto Garcia.
La Habana, Cuba
Dr.Hugo Nodarse Cuní.
División de Ensayos Clínicos. Centro de Ingeniería Genética
y Biotecnología. La Habana, Cuba.
Dra.Edelisa Moredo Romo.
Departamento de Dermatología, Hospital Pediátrico JM
Marquez. La Habana, Cuba.

LOS CONOCIMIENTOS ACERCA DEL virus de la hepatitis C se han ido incrementando notablemente a partir del momento de su descripción inicial en el año 1989. Si bien es conocido que el sitio primario de replicación de este virus es el hepatocito, la identificación de partículas virales en linfocitos de sangre periférica y en células de vías biliares, sentó las bases para la hipótesis que plantea la existencia de reservorios de replicación del virus en localizaciones extrahepáticas (1-2).

En la actualidad se reconocen como características fundamentales de la infección por el virus de la hepatitis C, las lesiones que directamente provoca en el hígado y su responsabilidad indirecta en la inducción de un grupo diverso de manifestaciones extrahepáticas (Tabla 1) en distintos órganos (3-7) Mucho tiene que ver con esta capacidad de replicación externa al sitio principal, su comportamiento tanto hepatotrófico como linfotrópico, confirmado este último por la naturaleza autoinmunitaria o de extensa estimulación inmunitaria que acompaña a las manifestaciones extrahepáticas, en su mayoría correspondientes al sistema linfoproliferativo (8-10).

Tabla 1. Manifestaciones extrahepáticas relacionadas con la infección por el virus C.

Tipo de signo	Manifestaciones
	Crioglobulinemia mixta esencial
	Trombocitopenia idiopática
	Linfoma no Hodgkin de células B
	Disfunción tiroidea (Hipotiroidismo e Hipertiroidismo)
	Diabetes
Renales	Glomerulonefritis
	Porfirio cutánea tardía
	Liquen plano
	Eritema nodoso
	Eritema multiforme
	Malacoplaquia
	Síndrome de Behcet
	Urticaria
	Vasculitis cutánea necrosante
	Prurito
	Psoriasis
	Sialoadenitis
	Ulcera corneal de Mooren
	Uveitis
	Fibrosis pulmonar y vasculitis pulmonar
	Cardiopatía hipertrófica
	Poliarteritis nodosa
	Síndrome antifosfolípido y anticuerpo anticardiolipina

Manifestaciones hematológicas

Crioglubulinemia mixta esencial

La crioglobulinemia mixta esencial es la manifestación extrahepática más común de la infección por el virus de la hepatitis C (11-13). Su nombre está relacionado con el fenómeno que describe la precipitación reversible de las inmunoglobulinas de la sangre al exponer el suero a temperaturas menores de 37ºC, provocando el depósito de los inmunocomplejos circulantes en los vasos sanguíneos de pequeño y mediano calibres. La crioprecipitación ocurre a temperaturas inferiores a 10ºC, aunque en algunos casos pueden hacerlo a 30ºC, de forma que si no se incuba inmediatamente a 37ºC, la precipitación puede ocurrir de forma masiva poco después de haber extraído la muestra de suero.

Este padecimiento implica un compromiso sistémico en el individuo y se caracteriza por episodios recurrentes de lesiones por vasculitis (14), expresada clínicamente a través de la presencia de una púrpura palpable (15) al nivel de los miembros inferiores y una artritis no deformante en los mismos (16), acompañadas de artralgia y astenia. En algunos pacientes es posible observar también otras manifestaciones clínicas como son las lesiones renales con proteinuria, hematuria e hipertensión provocadas por glomerulonefritis (17); la neuropatía periférica (18); urticaria (19), ulceras con componente necrótico, o sin él, y los síndromes de Raynaud (20) y Sjögren (21).

Se han descrito tres tipos de crioglobulinemias. En el tipo I, las crioglobulinas están representadas por una sola inmunoglobulina monoclonal, principalmente de tipo IgM, por lo general relacionadas con mieloma múltiple o macroglobulinemia de Waldenströn (22). Las de tipo II o mixtas monoclonales, constituyen el 13 al 36 por ciento de todas las crioglobulinas y están compuestas por inmunoglobulinas monoclonales IgM, usualmente de tipo Kappa, y complejos de IgG policlonal. Por su parte, las denominadas como mixtas policlonales o tipo III, se integran por inmunoglobulinas de tipo IgM, IgG e IgA de carácter policlonal; constituyen alrededor del 50 por ciento de todas las crioglobulinas y pueden hallarse en todas las enfermedades que cursan con inmunocomplejos circulantes.

Las clases mixtas de las crioglobulinemias están relacionadas con un diverso grupo de de trastornos, como son las anormalidades linfoproliferativas, infecciones agudas y crónicas y enfermedades de origen autoinmune. Es muy frecuente que las crioglobulinas de tipo IgM e IgM incrementen la presencia de un factor reumatoideo positivo.

La infección por el virus de la hepatitis C ha sido demostrada en asociación muy fuerte con las crioglobulinemias mixtas tipo II y III (23, 24). Según los datos de varios autores, entre el 50 y 90% de los individuos con crioprecipitación de inmunoglobulinas es, a su vez, portador del virus, cuya naturaleza linfotrópica y estimulación persistente del sistema inmune condicionan su desempeño etiopatogénico en esta manifestación extrahepática (25, 26). No obstante lo anterior, se requiere la detección del anticuerpo contra el virus C como parte de los complejos inmunitarios del crioprecipitado, así como la presencia de partículas virales en el mismo, para poder confirmar la ocurrencia de este fenómeno en el paciente.

Los estudios realizados en este sentido no han demostrado una relación directa del genotipo viral y el desarrollo o no de crioglobulinemias (27, 28). En cambio, han reportado que en los pacientes con presencia de esta asociación activa, entre el 80 al 95% cuentan con genomas virales como una parte del crioprecipitado, aunque solo el 50% muestra crioglobulinas circulantes (29, 30).

Se considera que durante el curso del tratamiento con interferón se logra la remisión de las lesiones cutáneas producidas por las crioglobulinas (31, 32).

Trombocitopenia idiopática

La trombocitopenia idiopática se caracteriza por la aparición de autoanticuerpos contra la membrana plaquetaria. Este es un síndrome mediado por un componente inmunológico de origen desconocido que se relaciona con la infección por el virus de la hepatitis C hasta en el 10% de los casos (33, 34). Esta asociación debe ser considerada en aquellos individuos infectados y presentando una plaquetopenia de origen desconocido. Su diagnóstico se realiza mediante la detección de los mencionados anticuerpos antiplaquetarios, utilizando un ensayo antigeno específico. El tratamiento efectivo para contrarrestar esta manifestación extrahepática se basa en el empleo de corticoides.

Linfoma no Hodgkin de células B.

La ocurrencia de esta manifestación en pacientes con hepatitis C se describió por vez primera en casos en los que se estaba descartando la presencia de crioglobulinemia mixta esencial de tipo II (35, 36). Este hallazgo, fundamentado por el descrito linfotropismo de este virus, y la unión de las partículas virales a la proteína CD81 de la membrana linfocitaria, representan elementos de apoyo a la hipótesis que supone una estimulación prolongada de las células B por parte del virus, resultando en una proliferación clonal y subsecuente malignización en los individuos genéticamente predispuestos (37, 38). Su ocurrencia no responde a ninguna asociación con alguno de los genotipos del virus y se caracteriza por el predominio de linfomas de bajo grado de malignidad y una frecuente afectación de localizaciones extraganglionares (39, 40).

La mayor parte de los estudios que sustentan la relación entre el virus de la hepatitis C y las enfermedades linfoproliferativas provienen de Estados Unidos (41, 42) y el sur de Europa (43, 44), reportando hasta un 22% de prevalencia de linfomas no Hodgkin. No obstante, hallazgos muy disímiles a estos en poblaciones similares de Francia y Cánada, donde la prevalencia resultó solo de un 2% (45), aconsejan que se debe considerar la posibilidad de un linfoma y someter a diagnóstico diferencial a todo paciente infectado por el virus C y una anemia de origen desconocido y adenopatías.

Manifestaciones endócrinas

Disfunciones tiroideas

Su aparición puede estar condicionada por la propia hepatopatía crónica o ser una consecuencia adversa del tratamiento antiviral de la misma.

Se plantea que un 30% de los portadores del virus de la hepatitis C presentan anticuerpos antitiroideos microsomales y antitiroglobulina, además de una alteración en los niveles normales de las hormonas tiroideas como manifestación de disfunción expresada como hipertiroidismo o hipotiroidismo (46-48).

El hipertiroidismo secundario al tratamiento antiviral empleando interferón alfa, es la disfunción menos frecuente y suele debutar en los primeros meses de tratamiento (49). Puede presentarse de manera subclínica o hacerlo con expresión clínica. Un comportamiento diferente ocurre en los casos de hipotiroidismo, característico de los meses finales del tratamiento y presente en un porcentaje mayor de pacientes (50). Mucho más propensa a la muestra inmediata de signos y síntomas clínicos de su exacerbación, su aparición puede ocurrir, incluso, luego de concluida la terapia.

Se desconoce el mecanismo responsable de la ocurrencia de estas disfunciones tiroideas, sin embargo se atribuye un peso muy grande a la capacidad del efecto inmunomodulador del interferón alfa para agravar o desencadenar una anormalidad subyacente en el individuo (51). El componente autoinmune del virus de la hepatitis C es otro de los probables factores que incrementan la ocurrencia de estas alteraciones en las hormonas tiroideas (52).

Ambas disfunciones tiroideas, siempre y cuando sean inducidas por el interferón, son de carácter reversible, desapareciendo inmediatamente o paulatinamente según su intensidad, una vez interrumpido el tratamiento (53). Existe la posibilidad de suministrar, de manera concomitante con el interferón, el tratamiento específico indicado para contrarrestar una u otra disfunción, aunque es válido señalar que la mayor contribución se obtiene al retirar el tratamiento con el antiviral.

La frecuencia de aparición de la disfunción tiroidea o los autoanticuerpos tiroideos, o ambas cosas, durante la terapia con interferón oscila entre 9.5 y 12% (54, 55).

Diabetes

Otra de las manifestaciones extrahepáticas asociadas al virus de la hepatitis C (56, 57). Su origen data de unas tres décadas atrás, cuando se planteaba que alrededor del 70% de los individuos con cirrosis hepática presentaban intolerancia a la glucosa, con el avance de los años y el incremento de los conocimiento de ambas enfermedades se pudo constatar que una buena parte de esa proporción nunca llega a desarrollar una diabetes, declarándose a la infección por el virus C un factor predictivo independiente (58, 59).

Esta asociación requiere de estudios más profundos para poder llegar a conclusiones definitivas.

Manifestaciones renales

Glomerulonefritis membrano proliferativa

Es la manifestación extrahepática de tipo renal más frecuente en los pacientes con hepatitis C crónica, aunque no suele ser muy común su presencia. Cuando lo hace se manifiesta mediante proteinuria y alteración de las pruebas de función renal (60, 61).

Su patogénesis asociada al virus C no está del todo esclarecida. En algunos casos se ha planteado un vínculo con el depósito glomerular de inmunoglobulinas y proteínas del complemento, por lo que su aparición sería una consecuencia secundaria de una manifestación extrahepática primaria (crioglobulinemia) y no una lesión directa causada por las partículas virales (62, 63).

El tratamiento con el interferón suele erradicar la proteinuria, aunque pocas veces se logra una mejoría sostenida de este síntoma.

Manifestaciones dermatológicas

Se puede observar que el mayor número de afectaciones independientes al hígado, está relacionado con las manifestaciones dermatológicas. La piel como órgano puede mostrar el compromiso hepático agudo o crónico a través de una variedad de lesiones que si bien no permiten efectuar el diagnóstico etiológico en todos los casos, implica al hígado como responsable de su expresión.

La patogénesis de estos cuadros cutáneos puede estar asociada directamente a la presencia viral, tal como ocurre en el eritema necrolítico acral, considerado actualmente como una patología específica del virus de la hepatitis C. Otros cuadros, como la crioglobulimenia mixta, el liquen plano, la sialoadenitis, la urticaria crónica, la enfermedad de Behcet, el eritema polimorfo y nodoso (entre otras patologías), responden a mecanismos inmunológicos. También debemos incluir como manifestaciones dermatológicas, las fármaco dermias generadas por la terapia antiviral con interferón, que desencadena patologías como psoriasis, liquen plano, síndrome de Sjögren, y la asociación del interferón con ribavirina, responsables de reacciones fotoalérgicas (64).

Cabe destacar que la mayoría de las dermatosis asociadas o vinculadas a trastornos hepáticos pueden tener otras etiologías y no son exclusivas de esa enfermedad por lo cual su interpretación requiere una correlación clínico y laboratorial.

El prurito cutáneo es uno los pocos síntomas referidos por un gran número de pacientes con diagnóstico de hepatitis C, pero no podemos afirmar que es especifico de esta patología ya que está presente en varias hepatopatías. En los pacientes con enfermedad crónica por el virus, aún cuando no existen manifestaciones hepáticas pueden evidenciarse alteraciones en el ámbito dermatológico debido a la presencia de complejos inmune circulantes formados por antígenos virales y anticuerpos que junto con complejos tienden a depositarse en los pequeños vasos sanguíneos provocando vasculitis al nivel de la piel, por lo que un examen minucioso nos pueden ayudar a sospechar la hepatitis C.

Cada vez son más las patologías dermatológicas asociadas ala infección por este virus, sin poder precisar hasta que punto esta relación es real, posible o solo anecdótica (65).

En la actualidad existen solo tres patologías dermatológicas, donde está relativamente probada la asociación con la hepatitis C ellas son: crioglobulinemia mixta 66, la porfiria cutánea tarda (67) y el liquen plano (68).

Porfiria cutánea tarda

La Porfiria Cutánea Tarda es la más frecuente de las porfirias, se trata de una enfermedad hereditaria autonómica dominante, ésta enfermedad es causada por una reducción en la actividad de la enzima uroporfirinógeno descarboxilasa (URO-D), este defecto es necesario, pero no suficiente, para el desarrollo de de las manifestaciones clínicas, para ello es necesario la acción de factores exógenos como el alcohol, drogas, estrógenos, hexaclorobenceno, algunas infecciones, etc, que modulen la expresión fenotípica de las anomalías bioquímicas. En aproximadamente la mitad de los casos está desencadenada por el virus de la hepatitis C y es particularmente frecuente en pacientes con cirrosis hepática (69, 70).

Esta enfermedad clínicamente se expresa por una fragilidad cutánea con erosiones superficiales y una fotosensibilidad marcada provocada por cantidades importantes de porfirinas, pueden verse bulas o ampollas subepidérmicas en áreas expuestas, las cuales pueden aparecer espontáneamente o ante traumatismos mínimos o tras una fotoexposición intensa; otros manifestaciones clínicas que pudieran estar presente son la hipertricosis facial, la hiperpigmentación, fotodaño y lesiones esclerodermiformes, los quistes milliun, entre otras.

Recientemente ha sido descrita la asociación de la Porfiria Cutánea Tarda con el virus de la hepatitis C. El desarrollo de técnicas para detectar anticuerpos anti VHC ha hecho posible evaluar la prevalencia de la infección por el virus en un porciento muy elevado de pacientes con diagnóstico de Porfiria Cutánea Tarda.

La hipótesis más aceptada vinculada al virus C como disparados de la Porfiria Cutánea Tarda es aquella que lo reconoce como inductor de de stress oxidativo, reduciendo a su vez el potencial redox de los hepatocitos y aumentando la posibilidad de desarrollo de la misma (71).

El uso del interferón y la ribavirina como tratamiento para la Porfiria Cutánea Tarda ha dado muy buenos resultados en un porciento considerable de pacientes, sin embargo sigue siendo la flebotomiaza el tratamiento más eficaz en esta enfermedad.

Liquen plano

El Liquen plano es un desorden mucocutáneo crónico de origen desconocido, de carácter inflamatorio conformado por pápulas muy pruriginosas, planas poligonales, de color generalmente violáceas, que a veces pueden ser vesicoampollosas; cuando toma mucosa las lesiones toman un patrón reticular, atrófico, erosivo o ampollar. El cuero cabelludo y las uñas raramente están implicados.

El liquen Plano según algunos estudios es más frecuente en pacientes afectados por el virus de la hepatitis C que en la población general (72). esta asociación se ha relacionado en forma significativa y, aunque clínicamente las lesiones mucocutáneas del liquen no difieren, sí es más frecuente que los pacientes con hepatitis C desarrollen liquen plano erosivo en las mucosas (73), aunque esta asociación no puede inferirse solo de acuerdos con datos epidemiológicos (74). Por otra parte se han descrito casos de liquen plano en pacientes afectados por la infección del virus C tras la aplicación del tratamiento con interferón (75).

Otras asociaciones

Otras asociaciones de patologías dermatológicas con la infección por virus C son, urticaria crónica inmunológicas, vasculitis cutánea necrozante, Necrosis lipoídica, eritema nudoso polimorfo, eritema anular centrífugo, paniculitis de Weber Christian, entre otras. Si bien todas tienen una causa inmunológica y una incidencia relativamente baja en pacientes afectados por el virus de la hepatitis C, su asociación no esta muy bien dilucidada.

Es conveniente recordar que durante el tratamiento con interferón y ribavirina las erupciones cutáneas son bastante frecuentes tales como el prurito y la miliaria rosada. El tratamiento estándar contra el virus de la hepatitis C tiende a provocar una xerodermia de piel y mucosas lo que hace que la piel se muestre irritable y sensible, una piel seca al rascarse puede escoriarse y convertirse en una puerta de entrada para gérmenes oportunistas.

También se ha demostrado que durante el tratamiento de interferón y ribavirina, el paciente experimenta una fotosensibilidad, pueden aparecer erupciones cutáneas psoriasiformes o Psoriasis, eczemas cutáneos, alopecia, prurito, reacción local en el sitio de la inyección, ente otras, también pueden exacerbarse los cuadros dermatológicos ya establecidos como la psoriasis.

Manifestaciones en glandulas salivares y oculares.

Algunos virus como los herpéticos y los retrovirus se han relacionado con el desarrollo de la enfermedad autoinmunitaria sistémica conocida como síndrome de Sjögren ya que suelen estimular la proliferación linfoide en las glándulas salivales, ocasionando síntomas de sequedad bucal y xerostomía. La infección por el virus de la hepatitis C provoca una sialoadenitis autoinmunitaria (76) de cuadro muy parecido al que acompaña a la enfermedad de Sjögren (77). Se desconoce el enlace entre la infección por el virus y la ocurrencia del síndrome. No obstante, se describe que, dependiendo de la localización geográfica, puede ocurrir entre hasta el 75% de los individuos infectados.

Las manifestaciones oculares del virus de la hepatitis C no son muy frecuentes y consisten fundamentalmente en uveitis (78, 79). Las lesiones que provoca esta asociación se caracterizan por ser crónicas y dolorosas, comprometiendo la circunferencia de la córnea y condicionando una paulatina pérdida de la visión. El tratamiento con interferón suele propiciar la remisión de éstas lesiones.

Manifestaciones diversas

En la valoración del paciente con una hepatitis C crónica en un contexto de una infección de probable compromiso sistémico, además de las manifestaciones extrahepática de mayor repercusión y más frecuentes, existen otras que pueden originarse como resultado de mecanismos inmunológicos o ser consecuencia de la invasión y replicación viral en tejidos extrahepáticos.

Como manifestaciones del virus en otros órganos, se han reportado casos aislados de neuropatía periférica (80), vasculitis nerviosas centrales (81), cardiomiopatías hipertróficas (82) y cardiomiopatía dilatada (83), fibromialgias (84), fibrosis pulmonares idiomáticas (85) y alteraciones reumatológicas como la monoartritis (86) o poliartritis (87).

A pesar del elevado número de éstas, ninguna constituye una manifestación en la cual la prevalencia de la infección supere su similar en la población sin infección por el virus de la hepatitis C.

REFERENCIAS BIBLIOGRÁFICAS

1. Muller HM, Pfaf E, Goeser T, et al. Peripheral blood lueocytes serves as posible extrahepatic site for hepatitis C virus replication. J Gen Virol 1993; 74:669-76.

2. Loriot MA, Bronowicki P, Lagarce D. Permissiveness of human biliary epithelial cells to infection by hepatitis C virus. Hepatology 1999; 29(5):1587-95.

3. Pyrsopoulos NT, Reddy KR. Extrahepatic manifestations of chronic viral hepatitis. Curr Gastroenterol Rep. 2001; 3(1): 71-8.

4. Mayo MJ. Extrahepatic manifestations of hepatitis C infection. Am J Med Sci. 2003; 325 (3):135-48.

5. Nocente R, Ceccanti M, Bertazzoni G, Cammarota G, Silveri NG, Gasbarrini G. HCV infection and extrahepatic manifestations. Hepatogastroenterology. 2003; 50(52): 1149-54.

6. Ali A, Zein NN. Hepatitis C infection: a systemic disease with extrahepatic manifestations. Cleve Clin J Med. 2005; 72(11):1005-8, 1010-4, 1016.

7. Sterling RK, Bralow S. Extrahepatic manifestations of hepatitis C virus. Curr Gastroenterol Rep. 2006; 8(1):53-9.

8. Silvestri F, Pipan C, Barillari G, Zaja F, Fanin R, Infanti L, Russo D, Falasca E, Botta GA, Baccarani M. Prevalence of hepatitis C virus infection in patients with lymphoproliferative disorders. Blood. 1996; 15:87(10):4296-301.

9. Hausfater P, Rosenthal E, Cacoub P. Lymphoproliferative diseases and hepatitis C virus infection. Ann Med Interne (Paris). 2000; 151(1):53-7.

10. Hausfater P, Cacoub P, Sterkers Y, Thibault V, Amoura Z, Nguyen L, Ghillani P, Leblond V, Piette JC. Hepatitis C virus infection and lymphoproliferative diseases: prospective study on 1,576 patients in France. Am J Hematol. 2001; 67(3):168-71.

11. Schott P, Hartmann H, Ramadori G. Hepatitis C virus-associated mixed cryoglobulinemia. Clinical manifestations, histopathological changes, mechanisms of cryoprecipitation and options of treatment. Histol Histopathol. 2001; 16 (4):1275-85.

12. Sene D, Ghillani-Dalbin P, Thibault V, Guis L, Musset L, Duhaut P, Poynard T, Piette JC, Cacoub P. Longterm course of mixed cryoglobulinemia in patients infected with hepatitis C virus. J Rheumatol. 2004; 31(11):2199-206.

13. Cacoub P, Saadoun D, Limal N, Leger JM, Maisonobe T. Hepatitis C virus infection and mixed cryoglobulinaemia vasculitis: a review of neurological complications. AIDS. 2005; 19 Suppl 3:S128-34.

14. Casato M, Saadoun D, Marchetti A, Limal N, Picq C, Pantano P, Galanaud D, Cianci R, Duhaut P, Piette JC, Fiorilli M, Cacoub P. Central nervous system involvement in hepatitis C virus cryoglobulinemia vasculitis: a multicenter case-control study using magnetic resonance imaging and neuropsychological tests. J Rheumatol. 2005; 32(3):484-8.

15. Pockros PJ, Duchini A, McMillian R, et al. Immune thrombocytopenic purpura in patients with chronic hepatitis C virus infection. Am J Gastroenterol 2002; 97(8):2040-5.

16. Buskila D. Hepatitis C-associated arthritis. Curr Opin Rheumatol. 2000 Jul; 12(4):295-9.

17. Montagna G, Piazza V, Salvadeo A. Monoclonal cryoglobulinemia in hepatitis C virus-associated, membranoproliferative glomerulonephritis. Am J Kidney Dis 2003; 42(2):430.

18. Vigani AG, Macedo-de-Oliveira A, Pavan MH, Pedro MN, Goncales Jr FL. Hepatitis C virus infection, cryoglobulinemia, and peripheral neuropathy: a case report. Braz J Med Biol Res. 2005; 38(12):1729-34.

19. Cribier B. Urticaria and hepatitis. Clin Rev Allergy Immunol 2006; 30(1):25-9.

20. Ignatova TM, Aprosina ZG, Belokrinitskaia OA, Popova IV, Siutkin VE. Myocarditis, polymyositis and Raynaud's syndrome in female patient with chronic hepatitis C. Ter Arkh. 1999; 71(12):56-8.

21. Ramos-Casals M, Garcia-Carrasco M, Brito Zeron MP, Cervera R, Font J. Viral etiopathogenesis of Sjogren's syndrome: role of the hepatitis C virus. Autoimmun Rev. 2002; 1(4):238-43.

22. Brouet JC, Clauvel JP, Danon F, et al. Biologic and clinical significance of cryoglobulins. A report of 86 cases. Am J Med 1974; 57:775-8.

23. Agnelo V, Chung RT, Kaplan LM. A role for hepatitis C virus in type II cryoglobulinemia. N Engl J Med 1992; 327:1490-95.

24. Donada C, Crucitti A, Donadon V, Tommasi L, Zanette G, Crovatto M, Santini GF, Chemello L, Alberti A. Systemic manifestations and liver disease in patients with chronic hepatitis C and type II or III mixed cryoglobulinaemia. J Viral Hepat 1998; 5(3):179-85.

25. García-Buey L, garcía-Monzón C: Manifestaciones extrahepáticas de la hepatitis C. G H Continuada 2001; 1:64-69.

26. Pascual M, Perrin L, Giostra F, Schifferli JA. Hepatitis C virus in patients whith crioglobulinemia type II. J Infect Dis 1990; 162:569-77.

27. Horcajada JP, Garcia-Bengoechea M, Cilla G, Etxaniz P, Cuadrado E, Arenas JI. Mixed cryoglobulinaemia in patients with chronic hepatitis C infection: prevalence, significance and relationship with different viral genotypes. Ann Med. 1999; 31(5):352-8.

28. Giannini C, Giannelli F, Monti M, Careccia G, Marrocchi ME, Laffi G, Gentilini P, Zignego AL. Prevalence of mixed infection by different hepatitis C virus genotypes in patients with hepatitis C virus-related chronic liver disease. J Lab Clin Med. 1999; 134(1):68-73.

29. Lunel F, Musset L. Hepatitis C virus infection and cryoglobulinemia. J Hepatol 1998; 29(5):848-55.

30. Kayali Z, Buckwold VE, Zimmerman B, Schmidt WN. Hepatitis C, cryoglobulinemia, and cirrhosis: a meta-analysis. Hepatology. 2002; 36(4 Pt 1):978-85.

31. Polzien F, Schott P, Mihm S, Ramadori G, Hartmann H. Interferon-alpha treatment of hepatitis C virus-associated mixed cryoglobulinemia. J Hepatol. 1997; 27(1):63-71.

32. Naarendorp M, Kallemuchikkal U, Nuovo GJ, Gorevic PD. Longterm efficacy of interferon-alpha for extra-hepatic disease associated with hepatitis C virus infection. J Rheumatol. 2001; 28(11):2466-73.

33. Rajan SK, Espina BM, Liebman HA. Hepatitis C virus-related thrombocytopenia: clinical and laboratory characteristics compared with chronic immune thrombocytopenic purpura. Br J Haematol. 2005; 129 (6):818-24.

34. Nakajima H, Takagi H, Yamazaki Y, Toyoda M, Takezawa J, Nagamine T, Mori M. Immune thrombocy-topenic purpura in patients with hepatitis C virus infection. Hepatogastroenterology. 2005; 52(64):1197-200.

35. Dammacco F, Gatti P, Sansonno D. Hepatitis C virus infection, mixed cryoglobulinemia, and non-Hodgkin's lymphoma: an emerging picture. Leuk Lymphoma. 1998; 31(5-6):463-76.

36. Zignego AL, Ferri C, Giannini C, La Civita L, Careccia G, Longombardo G, Bellesi G, Caracciolo F, Thiers V, Gentilini P. Hepatitis C virus infection in mixed cryoglobulinemia and B-cell non-Hodgkin's lymphoma: evidence for a pathogenetic role. Arch Virol. 1997; 142(3):545-55.

37. Cacoub P, Bourliere M, Hausfater P, Charlotte F, Khiri H, Toci S, Piette JC, Poynard T, Halfon P. Lower expression

of CD81 B-cell receptor in lymphoproliferative diseases associated with hepatitis C virus infection. J Viral Hepat. 2003;10(1):10-5.

38. Pal S, Sullivan DG, Kim S, Lai KK, Kae J, Cotler SJ, Carithers RL Jr, Wood BL, Perkins JD, Gretch DR. Productive replication of hepatitis C virus in perihepatic lymph nodes in vivo: implications of HCV lymphotropism. Gastroenterology 2006; 130(4):1107-16.

39. King PD, Wilkes JD, Diaz-Arias AA. Hepatitis C virus infection in non-Hodgkin's lymphoma. Clin Lab Haematol. 1998; 20(2):107-10.

40. Gisbert JP, Garcia-Buey L, Arranz R, Blas C, Pinilla I, Khorrami S, Acevedo A, Borque MJ, Pajares JM, Fernandez-Ranada JM, Moreno-Otero R. The prevalence of hepatitis C virus infection in patients with non-Hodgkin's lymphoma. Eur J Gastroenterol Hepatol. 2004; 16(2):135-8.

41. Salmon JS, Thompson MA, Arildsen RC, Greer JP. Non-Hodgkin's lymphoma involving the liver: clinical and therapeutic considerations. Clin Lymphoma Myeloma 2006; 6(4):273-80.

42. Chowla A, Malhi-Chowla N, Chidambaram A, Surick B. Primary hepatic lymphoma in hepatitis C: case report and review of the literature. Am Surg. 1999; 65(9):881-3.

43. Bianco E, Marcucci F, Mele A, Musto P, Cotichini R, Sanpaolo MG, Iannitto E, De Renzo A, Martino B, Specchia G, Montanaro M, Barbui AM, Nieddu R, Pagano L, Rapicetta M, Franceschi S, Mandelli F, Pulsoni A; Italian Multi-Center case-control study. Prevalence of hepatitis C virus infection in lymphoproliferative diseases other than B-cell non-Hodgkin's lymphoma, and in myeloproliferative

diseases: an Italian Multi-Center case-control study. Haematologica. 2004; 89(1):70-6.

44. Mazzaro C, Tirelli U, Pozzato G. Hepatitis C virus and non-Hodgkin's lymphoma 10 years later. Dig Liver Dis. 2005; 37(4):219-26.

45. Collier JD, Zanke B, Moore M, et al. No association between hepatitis C and B-cell lymphoma. Hepatology 1999; 29:1259-61.

46. Tran A, Quaranta JF, Benzaken S, et al. High prevalence of tyroid autoantibodies in a prospective series of patients with chronic hepatitis C before interferon therapy. Hepatology 1993; 18:253-7.

47. Antonelli A, Ferri C, Pampana A, Fallahi P, Nesti C, Pasquini M, Marchi S, Ferrannini E. Thyroid disorders in chronic hepatitis C. Am J Med. 2004; 117(1):10-3.

48. Antonelli A, Ferri C, Fallahi P, Ferrari SM, Ghinoi A, Rotondi M, Ferrannini E. Thyroid disorders in chronic hepatitis C virus infection. Thyroid 2006; 16(6):563-72.

49. Koizumi S, Mashio Y, Mizuo H, Matsuda A, Matsuya K, Mizumoto H, Ikota A, Beniko M, Iriuda Y. Graves' hyperthyroidism following transient thyrotoxicosis during interferon therapy for chronic hepatitis type C. Intern Med. 1995; 34(1):58-60.

50. Marcellin P, Pouteau M, Renard P, Grynblat JM, Colas Linhart N, Bardet P, Bok B, Benhamou JP. Sustained hypothyroidism induced by recombinant alpha interferon in patients with chronic hepatitis C. Gut. 1992; 33(6):855-6.

51. Selmi C, Lleo A, Zuin M, Podda M, Rossaro L, Gershwin ME. Interferon alpha and its contribution to autoimmunity. Curr Opin Investig Drugs. 2006; 7(5):451-6.

52. Floreani A, Betterle C, Carderi I, Presotto F, Pedini B, Moscon A, Andrea O, Chiaramonte M; Arsita-one Research Group. Is hepatitis C virus a risk factor for thyroid autoimmunity? J Viral Hepat 2006; 13(4):272-7.

53. Thyroid disorders during interferon alpha therapy in 625 patients with chronic hepatitis C: a prospective cohort study. Ann Endocrinol (Paris). 2006; 67(4):343-7.

54. Ward DL, Bing-You RG. Autoimmune thyroid dysfunction induced by interferon-alpha treatment for chronic hepatitis C: screening and monitoring recommendations. Endocr Pract. 2001; 7(1):52-8.

55. Ward DL, Bing-You RG. Autoimmune thyroid dysfunction induced by interferon-alpha treatment for chronic hepatitis C: screening and monitoring recommendations. Endocr Pract. 2001; 7(1):52-8.

56. Shintani Y, Fujie H, Miyoshi H, Tsutsumi T, Tsukamoto K, Kimura S, Moriya K, Koike K. Hepatitis C virus infection and diabetes: direct involvement of the virus in the development of insulin resistance. Gastroenterology. 2004; 126(3):840-8.

57. Koike K. Hepatitis C virus infection can present with metabolic disease by inducing insulin resistance. Intervirology 2006; 49(1-2):51-7.

58. Bahtiyar G, Shin JJ, Aytaman A, Sowers JR, McFarlane SI. Association of diabetes and hepatitis C infection: epidemiologic evidence and pathophysiologic insights. Curr Diab Rep. 2004; 4(3):194-8.

59. Salmeron J. Hepatitis C and diabetes. Gastroenterol Hepatol. 2005; 28(7):385-7.

60. Johnson RJ, Gretch DR, Yamabe H, Hart J, Bacchi CE, Hartwell P, Couser WG, Corey L, Wener MH, Alpers CE, et al. Membranoproliferative glomerulonephritis associated with hepatitis C virus infection. N Engl J Med. 1993; 328(7):465-70.

61. Fabrizi F, Pozzi C, Farina M, Dattolo P, Lunghi G, Badalamenti S, Pagano A, Locatelli F. Hepatitis C virus infection and acute or chronic glomerulonephritis: an epidemiological and clinical appraisal. Nephrol Dial Transplant 1998; 13(8):1991-7.

62. Rossi P, Bertani T, Baio P, Caldara R, Luliri P, Tengattini F, Bellavita P, Mazzucco G, Misiani R. Hepatitis C virus-related cryoglobulinemic glomerulonephritis: long-term remission after antiviral therapy. Kidney Int. 2003; 63(6):2236-41.

63. Roccatello D, Fornasieri A, Giachino O, Rossi D, Beltrame A, Banfi G, Confalonieri R, Tarantino A, Pasquali S, Amoroso A, Savoldi S, Colombo V, Manno C, Ponzetto A, Moriconi L, Pani A, Rustichelli R, Di Belgiojoso GB, Comotti C, Quarenghi MI. Multicenter study on hepatitis C virus-related cryoglobulinemic glomerulonephritis. Am J Kidney Dis. 2007; 49(1):69-82.

64. Neglia V, Hernández MI, Sookoian S, Frider F, Chouela E. Manifestaciones dermatológicas asociadas al virus de la hepatitis C. 2001 Vol VII - Nro.1:9-17.

65. Jiménez R, Pérez J. Manifestaciones dermatologíca de los pacentes con hepatitis C. Piel 2002; 17:51-6.

66. Bonkovsky H, Mhenta S. Hepatitis C: A review and update. J Am Acad Dermatol 2001; 44:159-82.

67. Jackson M. Hepatitis C and the Skin. Dermatol Clin 2002; 20:449-58.

68. Fantobal A,Amaro P. Manifestaciones cutáneas de las enfermedades gastrointestinales. Gastr Latinoam 2005; Vol16, No. 1:39-57.

69. Roca B. Manifestaciones extrahepáticas de la infección por el virus de la hepatitis C. Enfermedades Infecciosas, Microbiología Clínica. Vol.22. No. 08; 2004; pág. 467-470.

70. Gisbert JP, García-Buey L, Pajares MJ, Moreno-Otero R, Prevalence of hepatitis C virus infection in porphyria cutanea tarda: Systematic review and meta-analysis. J Hepatol. 2003; 39:620-7: (Medline).

71. Metha S, Levey J, Bonkovsky H, Extrahepatic Manifestations of infection with Hepatitis C. Clinics in liver disease. Vol.5 2001:1-19.

72. Kurpkawa M, Hidaka T, Sasaki H, Nishikata I, Morishita K, Setoyama M, Analysis of hepatitis C virus (HCV) RNA in the lesions of lichen planus in patients with chronic hepatitis C: Detection of anti-genomic-as well as genomic-strand HCV RNAs in lichen planus lesions. J Dermatol Sci 2003; 32:65-70. (Medline).

73. Magaña García M, Magaña Lozano M. Dermatología. Enfermedades eritemato-escamosas y pópulo-escamosas. 2003. Edit. Medica panamericana; Pág 230-234.

74. Campisi G, Fedele S, Lo Russo L, et al. VHC Infection and Oral liquen Planus: A Weak Association when VHC is Endemic. Journal of Viral Hepatitis. 11(5); 465:470. sep 2004.

75. Lunel F, Cacoub P. Treatment of autoinmune and extrahepatic manifestations of hepatitis virus infection. Journal Hepatol 1999; 31 (Supl 1):210-216.

76. Haddad J, Deny P, Munz-Gotheil C, Ambrosini JC, Trinchet JC, Pateron D, Mal F, Callard P, Beaugrand M. Lymphocytic sialadenitis of Sjogren's syndrome associated with chronic hepatitis C virus liver disease. Lancet. 1992; 339 (8789):321-3.

77. Koike K, Moriya K, Ishibashi K, Yotsuyanagi H, Shintani Y, Fujie H, Kurokawa K, Matsuura Y, Miyamura T. Sialadenitis histologically resembling Sjogren syndrome in mice transgenic for hepatitis C virus envelope genes. Proc Natl Acad Sci U S A. 1997; 94(1):233-6.

78. Disdier P, Bolla G, Veit V, et al. Association of uveitis and hepatitis C: 5 cases. Pres Med 1994; 23:561.

79. Zegans ME, Anninger W, Chapman C, Gordon SR. Ocular manifestations of hepatitis C virus infection. Curr Opin Ophthalmol. 2002; 13(6):423-7.

80. Ripault MP, Dumas P, de Ledinghen V, et al. Peripheral neuropathy related to HCV infection. Hepatology 1995; 22: 480A.

81. Dawson T, Starkebaum G. Isolated central nervous system vasculitis associated with hepatitis C infection. J Rheumatol 1999; 26:2273-6.

82. Matsumori A, Matoba Y, Niskio R, et al. Detection of hepatitis C virus RNA from the Herat of patients with hypertrophic cardiomyopathy. Bioche Biophys Res Commun 1996; 222:678-682.

83. Matsumori A, Matoba Y, Sayayama S. Dilated cardiomyopathy associated with hepatitis C virus infection. Circulation 1995; 92:2519-25.

84. Rivera J, de Diego A, Trinchet M, et al. Fibromyalgia-associated hepatitis C virus infection. Br J Rheumatol 1997; 36:981-85.

85. Ueda T, Ohta K, Suzuki N, et al. Idiopathic pulmonary fibrosis and high prevalence of serum antibodies to hepatitis C virus. Am Rev Respir Dis 1992; 146:266-268.

86. Sawada T Hirohata S, Inoue T, et al. Development of rheumatoid arthritis and hepatitis C virus infection. Arthr Rheum 1991; 34:1920-1.

87. Cacoub P, Lunel-Fabiani F, Du LT. Polyarteritis nodosa and hepatitis C virus infection. Ann Intern Med 1992; 116:605-6.

CAPÍTULO 5

DIAGNÓSTICO SEROLOGICO DE LA INFECCIÓN POR EL VIRUS C DE LA HEPATITIS.

Lic. Yaimé J. González González.
Lic. Iria García de la Rosa
Laboratorio de Biología Molecular. Centro Nacional de Inmunoensayo.La Habana.Cuba.
Dr.Waldo Orlando Garcia Ferrera
Departamento de Gastroenterologia.Seccion Hepatologia.Hospital Universitario Calixto Garcia.
La Habana, Cuba.

DURANTE LAS ÚLTIMAS DÉCADAS, el desarrollo progresivo de nuevas herramientas para el diagnóstico viral, han hecho posible que las diferentes entidades se puedan descubrir y estudiar no sólo a nivel de laboratorios especializados, sino también en laboratorios de rutina. Las pruebas diagnósticas simples, rápidas y económicas para la detección de antígenos han reemplazado las técnicas tradicionales, largas y muy costosas lo cual ha permitido mayor agilidad en la definición del diagnóstico (1).

Como podemos apreciar, en la fase de la infección aguda se elevan abruptamente la viremia y las alaninaminotrans ferasas (ALT) mientras que los anticuerpos demoran varias semanas en aparecer, como promedio de siete a ocho semanas después del comienzo de la infección (2, 3 y 4), elevándose primeramente la IgM, la cual sólo está presente en la fase aguda, sirviendo como marcador específico de esta etapa. Por último aparece la IgG, a las 11 semanas como promedio en pacientes inmunocompetentes, pero en pacientes hemodializados o profundamente inmunodepri midos como los transplantados puede demorar aún más con bajos títulos e incluso no dar reactivos.

La respuesta Anti-VHC persiste indefinidamente en pacientes que desarrollan infecciones crónicas, aunque estos anticuerpos pueden llegar a ser no detectables con los ensayos actuales en pacientes de hemodiálisis o en casos de profunda inmunodepresión. Una aparente seroreversión o seroconversión puede ocurrir en esos pacientes inmuno deprimidos, en quienes la naturaleza crónica de la infección se confirma mediante la persistencia del ARN del VHC (5).

En la fase de infección crónica la viremia no es tan elevada, produciendo oscilaciones que pueden llegar a alcanzar valores tan bajos del ARN viral que no sean detectables. Es importante tener en cuenta este comportamiento al estudiar individuos en la etapa de cronicidad.

En esta fase los títulos de anticuerpos IgM son muy bajos o no detectables y sirven como marcador pronóstico de la respuesta antiviral. Por el contrario, los títulos de anticuerpos IgG son muy elevados a lo largo de toda la enfermedad, llegando a detectarse aún después de cinco años de recuperado el paciente.

De acuerdo a este análisis podemos realizar el diagnóstico virológico y el seguimiento de la infección por el virus de la hepatitis C (VHC) utilizando *dos tipos de ensayos* de laboratorio: las *pruebas indirectas y las directas* (6).

Las pruebas indirectas son ensayos serológicos que detectan anticuerpos específicos sintetizados por el huésped frente a antígenos constitutivos del VHC o frente a proteínas producidas en su proceso de replicación. Su *positividad* indica que el *paciente estuvo o está infectado* con el virus, pero de *ninguna manera confirma* una *infección activa* por VHC.

Las directas son ensayos que pueden detectar, cuantificar y caracterizar los componentes de la partícula viral del VHC, como son el ARN viral y el antígeno del núcleo (antígeno core) y, por tanto, su *positividad* es expresión de la *presencia del virus y de infección activa* (5). Estas pruebas juegan un papel muy importante en el diagnóstico de la infección, en la toma de decisiones terapéuticas y además ofrecen valor predictivo de la respuesta virológica a la terapia.

Este capítulo brinda un compendio sobre las diferentes pruebas de mayor aplicabilidad en el diagnóstico de la hepatitis por virus C.

Tabla 1: Métodos diagnósticos del VHC

A	**Métodos de detección de anticuerpos:**
	1. Pesquisajes: EIA, ELISA de detección de anticuerpos
	2. Confirmatorios: RIBA (opcional)
	3. Detección de anticuerpos de tipo IgM
B	**Métodos de detección de antígenos:**
	1. Antígeno core VHC- EIA
C	**Métodos moleculares de determinación del ARN:**
	1. Cualitativo o de detección del ARN viral
	2. Cuantificación de la carga viral
D	**Métodos de determinación del genotipo:**

1. Genotipaje molecular
2. Serotipaje

A. 1. Métodos de detección de anticuerpos contra el virus C de la hepatitis.

Hasta la actualidad ha sido imposible el cultivo del virus de la hepatitis C y por ende la obtención de antígenos naturales. No obstante, el conocimiento de las secuencias nucleotídica y aminoacídica del VHC han posibilitado la obtención de proteínas recombinantes y péptidos sintéticos los cuales han permitido el desarrollo de los *ensayos de detección de anticuerpos*, que son los recomendados para realizar el *pesquisaje primario* (7). Además, éste se recomienda que se le haga sólo a los grupos de riesgo, pues el estudio de la población en general tiene un bajo costo-eficacia (8).

Existe un gran número de pruebas disponibles para la detección de anticuerpos contra el VHC: las pruebas serológicas de primera línea (EIA o ELISA) y las pruebas complementarias o confirmatorias de anticuerpos (RIBA).

Las Técnicas Inmunoenzimáticas son ampliamente usadas para detectar y, a veces, para cuantificar antígenos virales o anticuerpos en los fluidos corporales (5).

Las más utilizadas son los ensayos inmunoenzimáticos (EIA) y los ELISA (*Enzyme-Linked ImmunoSorbent Assay*) el cual es un tipo específico de EIA. Estos son ensayos de bajo costo, rápidos y fáciles de realizar, actualmente están parcial o totalmente automatizados y permiten estudiar un gran número de muestras.

En los EIA y los ELISA, los anticuerpos del suero o plasma o los antígenos virales son capturados en pozos de microplacas por los antígenos correspondientes o los anticuerpos específicos (generalmente monoclonales), respectivamente, los cuales están unidos a la fase sólida. El complejo antígeno-anticuerpo es revelado por una reacción enzimática colorimétrica o fluorimétrica, la cual es leída en un espectrofotómetro o fluorímetro. La relación entre la densidad óptica o la fluorescencia de la muestra y los controles del ensayo permite obtener el resultado final (9).

Han existido varias generaciones de estos ensayos a través de las cuales se ha ido incrementando la especificidad y sobre todo la sensibilidad de los mismos, siendo desde un 75-85 % en la primera generación hasta casi un 100 % en la cuarta.

Los primeros ensayos estaban plagados de falsos positivos y tenían muy largos períodos de "ventana serológica" (tiempo que media entre la infección por VHC y la seroconversión), lo que hacía que no se detectaran muchas personas infectadas, además tuvieron baja representación antigénica (muy pocas proteínas virales) y se le escapaban seropositivos a las pruebas.

Tabla 2: Períodos de ventana según las diferentes pruebas

Anti- VHC 1ª generación	150 días
Anti- VHC 2ª generación	81,9 días
Anti- VHC 3ª generación	63,8 días
Antígeno Core VHC (EIA)	14 días
ARN del VHC por PCR	12,6 días

El período de ventana serológica varía de paciente a paciente (5). La respuesta Anti-VHC es detectable alrededor del comienzo de los síntomas clínicos en un 50 % a un 70 % de los pacientes y más adelante en los restantes pacientes (10).

La detección de anticuerpos Anti-VHC se realiza actualmente mediante ensayos inmunoenzimáticos de segunda o tercera generación.

El primer ensayo comercial desarrollado, conocido como prueba de primera generación, empleó una técnica de EIA que detectaba la presencia de anticuerpos contra la proteína c100-3 del VHC (Anti-VHC). El antígeno c100-3 es una proteína no estructural, codificada por parte de la región NS4 del genoma viral. Esta prueba consistía en un EIA de captura de anticuerpo, en cuya fase sólida estaba unido el polipéptido c100-3, obtenido en levaduras como una proteína de fusión con la enzima superóxido dismutasa (SOD). Estas pruebas de primera generación (EIA-1) presentaban problemas de especificidad y sensibilidad ya que solo detectaban anticuerpos entre el 75-85 % de los pacientes infectados por el VHC (8).

Debido a esto se desarrollaron ensayos de segunda generación que incluían además del péptido c100-3, otros dos péptidos: c22-3 (corresponde a la núcleocápside viral) y el c33-c (que forma parte de la región NS3). Con este ensayo se mejoró ligeramente la especificidad de la prueba y se logró aumentar ostensiblemente la sensibilidad (93% de los pacientes infectados con el VHC). Además, con la inclusión de un péptido de la nucleocápside viral se logró acortar el periodo de ventana para la detección de la seroconversión a Anti-VHC tras la infección, ya que pasó de 16 semanas con EIA-1 a 10 semanas con EIA-2 (11).

En la *Tabla 3* se muestran las diferencias entre generaciones de EIA en cuanto a sensibilidad y valor predictivo positivo en poblaciones de bajo y alto riesgo.

Tabla 3: Comparación entre generaciones de EIA.

ENSAYO	SENSIBILIDAD	VALOR PREDICTIVO POSITIVO EN POBLACIÓN DE BAJO RIESGO/ PREVALENCIA DE INFECCIÓN	VALOR PREDICTIVO POSITIVO EN POBLACIÓN DE ALTO RIESGO/ PREVALENCIA DE INFECCIÓN
EIA 1	70-80 %	30-50 %	70-85 %
EIA 2	92-95 %	50-61 %	88-90 %
EIA 3	97 %	75 %	90-95 %
EIA 4	98,8-100 %	-	-

Posteriormente se desarrollaron las pruebas de tercera generación, en ellas se utilizaron antígenos de las regiones core y NS3 reconfigurados y un antígeno recombinante adicional derivado de la región NS5 (11). Con las pruebas de tercera generación se ha conseguido aumentar la sensibilidad de la técnica EIA hasta un 97% y la especificidad es mayor que el 99 % (12). Además, que se ha reducido el "periodo de ventana", lográndose detectar el Anti-VHC de siete a nueve semanas después de la infección.

Las pruebas de cuarta generación no están tan disponibles en el mercado porque están surgiendo y tienen como característica esencial que detectan anticuerpos dirigidos contra antígenos muy específicos de los diferentes genotipos del virus, sobre todo 1, 2 y 3 (13, 14, 15).

A. 2. Pruebas confirmatorias de la detección de los anticuerpos

Como consecuencia de los problemas de especificidad que presentaban los EIA de primera y segunda generación (resultados falsos positivos), se desarrollaron métodos confirmatorios conocidos como RIBA (*Recombinant Immunoblot Assay*) (16,17,18) o LIA (*Line Immunoblot Assay*) (19), en dependencia del fabricante de la prueba. Estas pruebas solo detectan anticuerpos específicos a proteínas separadas o unidas del antígeno viral recubierto sobre tiras de nitrocelulosa en lugar de microplacas. En ellas se incorpora una proteína fusionada con los antígenos víricos (SOD en el caso del RIBA y estreptavidina en el caso del LIA). La reacción positiva se caracteriza por la aparición de bandas coloreadas en posiciones específicas en la tira. La interpretación puede ser visual o automática.

Se han desarrollado RIBA y LIA de primera, segunda y tercera generación. El RIBA de tercera generación incluye antígenos recombinantes de las regiones NS3 y NS5, y péptidos sintéticos derivados de las regiones core y NS4. El LIA de tercera generación incluye un antígeno recombinante de la región NS3 del VHC y péptidos sintéticos de las regiones core, E2, NS4 y NS5.

En estas pruebas confirmatorias un resultado se considera negativo cuando no aparece reactividad para ninguno de los antígenos víricos, indeterminado cuando solamente hay reacción frente a uno de los antígenos víricos o cuando hay reactividad para más de uno de estos antígenos pero también para SOD o estreptavidina. Se considera que la prueba es positiva cuando hay reactividad para dos o más antígenos víricos sin que la haya para SOD o estreptavidina.

Resumiendo, las pruebas confirmatorias no son más sensibles que las pruebas de EIA, pero sí más específicas por lo que se utilizan para distinguir falsos positivos de la prueba de EIA en personas que nunca estuvieron infectadas con el VHC.

A. 3. Anticuerpos contra el VHC del tipo IgM

Tanto los sistemas diagnósticos como comprobatorios para detectar Anti-VHC presentan la limitación de que la aparición de anticuerpos de tipo IgG contra el VHC puede tardarse hasta un año después de la infección (2,4). Además, los títulos de Anti-VHC de tipo IgG no se correlacionan con el curso de la enfermedad, de ahí su escasa importancia como marcador pronóstico. En cambio, el Anti-VHC de tipo IgM aparece antes que el anticuerpo de tipo IgG y tiene utilidad en la diferenciación de hepatitis aguda y crónica (20).

Se ha detectado respuesta de tipo IgM contra los antígenos core, NS3 y NS4, que habitualmente coincide en el tiempo con la respuesta de tipo IgG. La respuesta más intensa de IgM está dirigida contra el antígeno del core y en algunos casos es el primer marcador que aparece tras la infección por el virus (21).

Debido a esto se han desarrollado métodos para la detección de Anti-VHC de tipo IgM frente al core de VHC. Es conocido que los títulos de anticuerpos Anti-VHC de tipo IgM durante la fase aguda de la infección se correlacionan con la evolución a la cronicidad. La determinación de este marcador durante la fase crónica de la enfermedad puede servir como factor predictivo de respuesta al tratamiento antiviral. Aquellos pacientes con respuesta bioquímica completa al tratamiento con interferón, al inicio de la terapia presentan niveles de Anti-VHC IgM superiores a los no respondedores y su desaparición durante el tratamiento se correlaciona con una respuesta viral sostenida.

No obstante, algunos autores plantean que aunque la duración de la respuesta de IgM es habitualmente breve, es frecuente seguir detectándola en la fase crónica de la enfermedad, por lo que no se ha demostrado que la determinación de IgM Anti-VHC en el diagnóstico de la infección aporte datos claros y concluyentes sobre la biología o estadio de la infección viral (21, 22).

B. 1. Antígeno core del virus C de la hepatitis

La cápsida icosaédrica del VHC está formada por la polimerización de la proteína core (21 kDa). Se ha demostrado que los niveles del antígeno del núcleo se correlacionan con los niveles de ARN viral (23). Durante la seroconversión, el antígeno core es detectado de uno a dos días después que el ARN-VHC con los métodos disponibles (24, 25). De ahí que la cinética del core fluya en paralelo con la cinética del ARN-VHC. Se ha estimado que un picogramo de antígeno core total por mililitro es equivalente a aproximadamente 8000 UI de ARN-VHC (23). Esto permite que el título de antígeno core sea usado como un marcador de la replicación del VHC (5,26).

En el caso de la infección crónica por VHC el número de partículas víricas en suero es muy bajo, esto hace que sea más difícil la detección de antígenos víricos mediante las técnicas convencionales.

La determinación y cuantificación del antígeno core total se puede realizar mediante un EIA (*Ortho-Clinical Diagnos-*

tics, Raritan, NJ, EE UU). La actual versión del ensayo no detecta antígeno del núcleo cuando los niveles de ARN-VHC se encuentran por debajo de 20 000 UI/mL y esto limita su uso en el escenario clínico (23).

Otro método que permite la detección del antígeno del core del VHC en suero consiste en un EIA cuya fase sólida se encuentra recubierta con un anticuerpo monoclonal dirigido contra 35 aminoácidos de la proteína de la nucleocápside. Esta técnica tiene poca aplicación práctica debido a que necesita gran cantidad de suero del paciente (30 mL).

Los antígenos virales también pueden detectarse en biopsias hepáticas mediante técnicas de inmunohistoquímica. Con este fin se han utilizado anticuerpos mono y policlonales contra distintas proteínas del VHC. La determinación de los antígenos del VHC en las células hepáticas es un método de indudable valor diagnóstico, sin embargo, el hecho de que la técnica no esté estandarizada y que no exista un anticuerpo disponible comercialmente que proporcione resultados fiables, hace que no se pueda aplicar de forma rutinaria y solo se ha reservado para trabajos de investigación.

C. 1. Métodos moleculares para la determinación del ARN del VHC.

Las técnicas de Biología Molecular son útiles en la *detección y cuantificación del genoma viral* en fluidos corporales mediante diferentes métodos (5).

La *secuencia genómica* viral puede analizarse por *genotipaje* y más frecuentemente, por medio de la secuenciación directa o por hibridación reversa.

Un aspecto muy importante que determina la calidad del diagnóstico molecular es la obtención y conservación de las muestras.

Características de la muestra para diagnóstico molecular

Mientras en los ELISAs, el suero o plasma puede conservarse algunos días a 4 ºC y se detectan los Anti-VHC si están presentes; para la detección o cuantificación del ARN viral es necesario tomar una serie de precauciones pues el ARN es muy lábil y en condiciones inadecuadas puede degradarse y obtenerse un falso negativo debido a la mala conservación de la muestra.

Para estos ensayos se utilizan más comúnmente las muestras de suero o plasma humano, obtenido este último con los anticoagulantes ACD o EDTA en baja concentración (el EDTA es un agente quelante del magnesio, cofactor de la enzima Taq. Polimerasa y por tanto, si está en alta concentración, disminuye la eficiencia de polimerización de la enzima).

Las muestras tratadas con heparina no son útiles para esta prueba porque este anticoagulante inhibe la PCR (27).

La sangre con o sin anticoagulante, si va a ser transportada, debe enviarse al laboratorio a una temperatura entre 2 y 25 ºC y centrifugarse en las primeras cuatro horas luego de su colección, durante 20 minutos de 800 a 1600 g, para separar el suero o plasma de las células. El suero o plasma se transportará a una temperatura de 2 a 8 ºC o congelado, y podrá ser conservado: de 2 a 8 ºC un día como máximo, a –20 ºC durante un mes y a –70 ºC por un tiempo más prolongado (28).

Se recomienda no hacer congelaciones y descongelaciones repetidas de los sueros o plasmas porque pudieran producirse falsos negativos de la prueba, sobre todo para muestras con baja viremia.

Entre las técnicas de diagnóstico molecular existen diferentes clasificaciones: (29)

1. Técnicas cualitativas (detección o no del ácido nucleico) y cuantitativas (determinación de la carga viral).

2. Técnicas de no amplificación (Hibridación clásica) o amplificación (PCR, NASBA).

3. Técnicas de amplificación: de "la diana" (PCR, NASBA, TMA) o de la señal (ADN Ramificado / Branched-DNA).

Dentro de las técnicas cualitativas o cuantitativas se utilizan indistintamente métodos de amplificación de "la diana" o de la señal, así como métodos donde no se amplifica porque la concentración del ácido nucleico en el fluido que se está estudiando es elevada y con una simple hibridación es suficiente para detectarlo o cuantificarlo.

El ARN del VHC está presente en cantidades muy bajas en el suero y los tejidos como para poder ser detectado por los métodos de hibridación clásica, tales como los que se utilizan para la detección del ADN del virus B de la hepatitis. Por ello es necesaria una etapa previa de amplificación.

Las técnicas de amplificación pueden ser de dos tipos dependiendo de la entidad que se amplifique que puede ser "la diana" (segmento de ADN o ARN a detectar) o la señal final:

1. Técnicas de amplificación de la diana

Su principio se basa en la síntesis, durante una reacción enzimática cíclica, de un gran número de copias del ácido nucleico (amplicones), que pueden detectarse por las técnicas habituales y/o también puede cuantificarse la cantidad de genoma viral de la muestra.

Se han desarrollado varias técnicas de amplificación del genoma viral:

a) La Reacción en Cadena de la Polimerasa (30) (*Polymerase Chain Reaction* o *PCR*) permite sintetizar copias del ADN vírico por medio de enzimas termoestables, como la ADN Polimerasa *Taq* (*Thermus aquaticus*) mediante ciclos repetidos de desnaturalización del ADN, unión de dos cebadores específicos a la secuencia de interés y polimerización de la cadena de ADN. Se produce así un aumento exponencial en la cantidad de producto (amplicón). Una vez amplificadas las copias del ADN estas se pueden detectar fácilmente por cualquier otro ensayo tradicional.

Se han desarrollado técnicas basadas en la PCR como son:

1. RT-PCR: Proceso de amplificación de ARN (ribosomal, mensajero, genómico viral) que lleva un paso inicial de Transcripción Reversa para la obtención de un ADN copia que sirva de molde para la amplificación.

2. PCR Anidada o *Nested PCR*: Los productos de una primera ronda de amplificación son nuevamente amplificados con un segundo juego de cebadores, lo cual aumenta la especificidad del método (utiliza cuatro cebadores específicos) y reduce las amplificaciones secundarias aumentando también la sensibilidad del ensayo.

3) PCR Múltiple: Puede amplificarse con dos o más juegos de cebadores para detectar diferentes ADN dianas a la vez.

4) PCR inversa: Amplifica fragmentos desconocidos de ADN que están flanqueados por secuencias conocidas. (29)

En el caso del ARN del VHC hay estuches comerciales que utilizan dos de las técnicas descritas anteriormente para su detección debido a su baja concentración en el suero o plasma:

Primero se realiza una RT-PCR: Transcripción reversa inicial con el objetivo de sintetizar un ADN copia (ADNc) o complementario al ARN viral para usarlo como molde en la reacción de PCR. En dependencia de la buena sensibilidad de los cebadores utilizados puede ser suficiente con este paso de amplificación y en otros es necesario hacer una PCR anidada.

Luego se procede a realizar una PCR Anidada o *Nested PCR* con el objetivo de aumentar la sensibilidad o detectabilidad del ensayo.

Un esquema general del ensayo de detección del ARN del VHC es el que se aplica en el ensayo UMELOSA® HCV CUALITATIVO (31,32,33,34).

Desde el desarrollo en 1983 de la PCR por Kary Mullis (30) (lo cual le valió el Premio Nobel de Química, 1993), la técnica venía realizándose según protocolos puestos a punto por cada laboratorio. Se efectuaron estudios que demostraron que existían diferencias notables en cuanto a la sensibilidad, especificidad y reproducibilidad del ensayo, pues todo el proceso se realizaba manualmente en tres baños térmicos a diferentes temperaturas y después de cada paso de desnaturalización era necesario añadir la enzima pues no era estable a más de 40 ºC, siendo un proceso muy largo, laborioso y con alto riesgo de contaminación muestra a muestra. El descubrimiento en el Parque Nacional de Yellowstone (EE UU) del *Thermus aquaticus* (35) y la obtención de su ADN Polimerasa resistente a altas temperaturas, y el desarrollo por la *Perkin Elmer* de un equipo denominado *Thermocycler* o Secuenciador Térmico, han permitido realizar esta técnica con más confiabilidad.

Ventajas de la PCR

1. Alta sensibilidad y especificidad, independiente de la respuesta inmune y del desarrollo de la enfermedad.

2. Versatilidad: debido a su alta especificidad cada segmento de ADN o ARN genómico, es blanco potencial para un ensayo diagnóstico por PCR.

3. Detecta el ADN proviral latente.

4. Los resultados se obtienen con rapidez.

5. Requiere de poca muestra de suero o plasma, la cual se inactiva al comenzar el proceso.

6. Aplicable a amplia variedad de muestras clínicas, forenses, etc.

7. Permite detectar en diferentes tejidos la replicación extra hepática.

8. Detecta el genoma viral en las muestras durante el período de ventana (de 8-12 semanas) y en los hemoderivados.

9. Permite determinar la carga viral.

10. Permite realizar la caracterización molecular de los virus (Genotipaje).

11. De utilidad para el seguimiento de los esquemas terapéuticos y estudios de resistencia a antivirales.

12. Permite el diagnóstico en personas inmunodeprimidas, con deficiencia renal crónica, o trasplante de órgano.

13. Se emplea en los procedimientos de clonaje y expresión de proteínas virales.

14. No solo se utiliza para la detección del blanco en suero o plasma, sino que también se aplica para estudiar la presencia del genoma viral en el tejido hepático y en células mononucleares de sangre periférica.

Limitaciones de la PCR

Falsos negativos de la PCR:

1. Recolección inapropiada de la muestra.

2. Muy baja carga viral, inferior al límite de detección de la técnica.

3. Secuencia del patógeno alterada.

4. Presencia de inhibidores que reduzcan la eficiencia de la reacción.

Falsos positivos de la PCR:

1. Por contaminación cruzada entre muestras y por arrastre de amplicones.

2. Similitud entre genes celulares y secuencias retrovirales.

b) Amplificación basada en la secuencia de los ácidos nucleicos (*Nucleic Acid Sequence-Based Amplification*, NASBA) (36). Esta técnica permite obtener copias del ARN viral en forma de ARN de simple cadena complementaria al ARN genómico, mediante una reacción enzimática cíclica con tres enzimas diferentes.

Ventajas

- Estabiliza e inactiva el ARN viral para su transportación.
- Utiliza todo tipo de muestras y volúmenes: plasma, suero, sangre seca y sangre total, leche, semen, saliva, linfocitos y tejidos.
- Notable control de la contaminación.
- Amplificación isotérmica.
  1. Amplificación selectiva de ARN en presencia de ADN.
  2. Elevada robustez por uso de tres calibradores.
  3. Cuantificación reproducible.

Limitaciones:

1. Mucha manipulación en la detección
2. Necesidad de un equipo específico de Electroquimioluminiscencia (ECL)
3. Elevado costo

c) La Amplificación Mediada por Transcripción (*Transcription-mediated Amplification, TMA*) (37) consiste en una reacción isotérmica y usa dos enzimas: la reverso transcriptasa y la ARN polimerasa T7. El amplicón también consiste en una cadena simple de ARN.

La ventaja de las técnicas de amplificación de la diana, como las descritas, es su gran sensibilidad. Los inconvenientes son una cierta falta de reproducibilidad en los casos de bajos niveles de viremia y la posibilidad de aparición de falsos positivos. Estos son generalmente debidos a la contaminación con productos amplificados en reacciones precedentes.

Detección por Hibridación Reversa:

La detección de los amplicones obtenidos por PCR y TMA se realiza mediante un ensayo de hibridación en condiciones de astringencia fuertes con sondas de oligonucleótidos fijados a una fase sólida. Las sondas son diseñadas por complementariedad con las diferentes secuencias amplificadas. La unión amplicón-híbrido se revela en una reacción enzimática, seguida por la detección de color o de señal luminiscente o fluorescente. La hibridación a una sonda en particular significa que el fragmento analizado tiene una secuencia complementaria (38).

2. Técnicas de amplificación de la señal

Los métodos clásicos de hibridación permiten acoplar, gracias a una sonda nucleotídica, una molécula señal (molécula radioactiva o enzima) a cada molécula de genoma viral. Sin embargo, la baja tasa de replicación del VHC da lugar a una baja concentración de partículas virales circulantes, haciendo que la señal emitida sea indetectable por las técnicas convencionales de hibridación molecular. Los métodos de amplificación de la señal se basan en la fijación de un gran número de moléculas señal a cada molécula de ARN, permitiendo así la detección de estos híbridos.

El único método comercial disponible hoy en día, basado en esta técnica es el ADN ramificado (*Branched DNA*) (39). El genoma viral primero hibrida con sondas unidas a la fase sólida y con otras sondas que lo unen a una molécula de ADN ramificado, la cual a su vez se une a cientos de sondas de ADN conjugados con enzima. La detección se basa en la emisión luminiscente del sustrato hidrolizado por la enzima. La cuantificación se basa en la curva estándar generada simultáneamente usando estándares conocidos.

En un inicio esta técnica no presentaba muy buena sensibilidad y solamente se utilizaba para cuantificar, en estos momentos ya ha alcanzado valores de sensibilidad muy buenos tanto para la detección como para la cuantificación (40).

La limitación de esta técnica es que requiere de un luminómetro, pero las ventajas son su especificidad, su buena reproducibilidad, no requiere de equipos especiales para la amplificación y es un método muy rápido y sencillo.

C. 2 Cuantificación de la carga viral

La cuantificación del ARN vírico en sangre puede realizarse de diferentes formas:

- PCR Competitiva.

- TMA

- Detección de ARN mediante ADN ramificado: es el único procedimiento que no necesita de una amplificación previa y por lo tanto tiene una sensibilidad inferior a la PCR. Es discutible si esto es importante o no a la hora de monitorear los tratamientos (21).

La cuantificación del ARN viral mediante PCR competitiva realiza una amplificación competitiva del molde viral y de un estándar sintético adicionado en cada tubo de reacción a concentración conocida. A ambos se les unen los mismos cebadores, produciéndose una competencia en el proceso de amplificación, siendo favorecida la especie que esté en mayor cantidad en el tubo de reacción, por lo que solo se amplificará más el estándar sintético en la medida en que haya menos VHC en la muestra. Se calcula la relación entre las señales de los amplicones de la muestra viral y del estándar interno; los resultados se obtienen mediante interpolación de estos datos en una curva construida con el logaritmo de la relación y el logaritmo de la concentración de estándares cuantitativos determinados en paralelo con las muestras (41).

Más recientemente se han desarrollado las técnicas de PCR en "*Tiempo real*" (42,43). Su principio se basa en la detección del amplicón sintetizado para deducir la cantidad del genoma viral de la muestra clínica de partida, más que la cantidad al final de la reacción de PCR. Este método es teóricamente más sensible que la técnica clásica de amplificación de la diana y no es propenso a la contaminación. Su rango dinámico de cuantificación es muy extenso, haciéndolo particularmente útil para la cuantificación del rango total de carga viral observada en los pacientes tratados y no tratados con la infección por VHC.

Es probable que no todos los genomas detectados correspondan a partículas virales realmente infecciosas. De cualquier forma permite una apreciación indirecta del nivel de replicación viral.

La determinación de la carga viral evolutiva en circunstancias patológicas particulares (tratamientos, modificaciones de la inmunidad, entre otros) es mucho más informativa que el valor observado en una única determinación.

Hoy en día existen diversas pruebas comerciales para la cuantificación del ARN-VHC en suero, los más utilizados son los que se basan en las técnicas enunciadas anteriormente.

En la actualidad existen métodos manuales y semiautomáticos para la determinación cualitativa y cuantitativa del ARN-VHC (8) (Tabla 4).

No obstante debido a la complejidad de estos ensayos, la cantidad de pasos de los mismos, así como la variabilidad en la interpretación de los resultados hacen muy difícil la reproducibilidad entre ensayos que utilicen principios diferentes.

La Organización Mundial de la Salud (OMS) y el Instituto Nacional de Salud de los EUA (NIH) han buscado consenso en cuanto a emitir un Estándar Internacional de ARN del VHC para que cada sistema lo evalúe y relacione sus propias unidades con las Unidades Internacionales (UI) y hacer comparables los resultados que se obtienen entre los distintos grupos de trabajo (5) (Tabla 5).

Tabla 4: Ensayos más utilizados para la detección o cuantificación del ARN del VHC (8).

Ensayos	Principio del ensayo	Productor	Límite de detección* o Rango lineal (UI/mL)
Cualitativos			
Amplicor HCV v 2.0	RT-PCR (manual)	Roche Molecular Systems	50
Versant HCV RNA Qualitative Assay(44)	TMA (Amplificación mediada por la transcripción)	Bayer Diagnostics	10
UMELOSA HCV CUALITATIVO (31)	RT-PCR y Nested PCR (manual)	TecnoSUMA Internacional SA	100
Cuantitativos			
LCx HCV RNA Quantitative Assay	PCR Competitiva (semiautomático)	Abbott Diagnostics	25 – 2 630 000
SuperQuant	RT-PCR Competitiva (semiautomático)	National Genetics Institute	30 – 1 470 000
Amplicor HCV Monitor v2.0	RT-PCR Competitiva (manual)	Roche Molecular Systems	600 – < 500 000
Cobas Amplicor HCV Monitor v2.0	RT-PCR Competitiva (semiautomático)	Roche Molecular Systems	600 – < 500 000
Versant HCV RNA 3.0 Quantitative Assay	Branched-DNA AND Ramificado	Bayer Diagnostics	615

*La mayoría de los pacientes con VHC que no han sido tratados tienen de 50,000 UI/mL a 5,000,000 UI/mL, por lo que las diferencias en el límite de detección no son muy importantes.

Tabla 5: Factor de Conversión de las antiguas unidades no estandarizadas de cuantificación del ARN del VHC a UI, en ensayos comerciales (5).

Ensayos Cuantitativos	Factor de Conversión
Amplicor HCV Monitor v 2.0 (manual)	1 IU/ml = 0.9 copies/ml
Cobas Amplicor Monitor v 2.0 (semiautomático)	1 IU/ml = 2.7 copies/ml
Versant HCV RNA 3.0	1 IU/ml = 5.2 copies/ml
LCx HCV RNA	1 IU/ml = 3.8 copies/ml
SuperQuant	1 IU/ml = 3.4 copies/ml

Hasta el momento las pruebas moleculares se han realizado para patógenos individuales y a grupos de individuos de alto riesgo, pero en la actualidad se han comenzado a desarrollar nuevas técnicas para llevar a cabo multiensayos para la determinación de diferentes patógenos. Estos multiensayos utilizan PCR múltiple con juegos de cebadores de amplio rango, lo cual abarata su costo y pueden ser utilizados para pesquisajes en bancos de sangre por ejemplo de HIV, HCV y HBV simultáneamente a un grupo elevado de muestras. A esta tecnología se le ha llamado *"Biochip"* y en el caso de que sea utilizada para estudiar muchas secuencias de ácidos nucleicos "*DNA Chips*" o microarreglos de ADN (45).

D. Métodos para determinar el genotipo del VHC.

El genotipo del virus es una característica intrínseca de la cadena de VHC trasmitida, que no cambia durante la infección (46). Se han descrito seis genotipos (1-6) con variaciones en su secuencia nucleotídica entre 30-50% y más de 50 subtipos (1a, 1b, 2a, etc) con variaciones entre 15-30% (10,11).

Según algunos investigadores, los diferentes genotipos difieren poco en su expresión clínica y no están asociados con los resultados clínicos o con la severidad de la enfermedad (6, 47). La infección con cualquier genotipo puede conducir a cirrosis, carcinoma hepatocelular y enfermedad hepática en estado terminal, y la frecuencia de aparición de estas complicaciones es similar con cualquiera de estos (11).

Sin embargo algunos investigadores han reportado una asociación entre la infección con el genotipo 1b y una enfermedad hepática más severa y agresiva que la producida por otros genotipos (48,49). De ahí que el conocimiento del genotipo permite predecir la respuesta virológica a la terapia, la duración del tratamiento y la dosis de ribavirina a emplear (50). Previo al tratamiento, el facultativo deberá determinar tanto el genotipo como la carga viral (especialmente para el genotipo 1), con el objetivo de proveer el tratamiento más efectivo al paciente (51).

Ya que existen diferencias en cuanto a la distribución geográfica, la resolución de la enfermedad, y la respuesta a la terapia entre los distintos genotipos, se precisa de métodos de genotipado confiables (48). Para ello se han desarrollado métodos moleculares y serológicos.

D. 1. Determinación molecular del genotipo del VHC

Entre los distintos genotipos del VHC, la secuencia de la región 5' NC está relativamente conservada y es la aplicada con mayor frecuencia para el diagnóstico por PCR de la infección por el VHC. Por el contrario, las secuencias de las regiones NS3, NS5 y core son más variables y, por tanto, usadas frecuentemente para definir y distinguir entre los genotipos de VHC (52).

La prueba de oro (y la más definitoria) para el genotipaje del VHC es la secuenciación directa de las regiones NS5b y E1 obtenidas por PCR, a partir de la muestra del paciente, seguida de un alineamiento de secuencia con aquellas de referencia, y estudios filogenéticos (53). Otras regiones del genoma viral a estudiar por este procedimiento son core, NS5 en su totalidad y 5' NC. Este método es impracticable a gran escala debido a la complejidad del procedimiento. Incluso con la introducción de los métodos de secuenciación automática, que no requieren de isótopos radiactivos, solo pocos laboratorios poseen el equipamiento que se necesita para realizarlo regularmente. Además la secuenciación del ADN amplificado no suele identificar infecciones mixtas de dos genotipos distintos (48).

Otros métodos dependen principalmente de la amplificación de ARN-VHC de muestras clínicas seguida de reamplificación con cebadores tipo-específicos, o hibridación con sondas tipo-específicas (52,54,55,56) o por digestión de los productos de PCR con endonucleasas de restricción que reconocen sitios de corte específicos para cada genotipo

(57), para este último método se han empleado las regiones NS5 y 5' NC (58).

En la práctica, el genotipaje del VHC se realiza mediante hibridación reversa a una sonda oligonucleotídica específica para un genotipo, por análisis de secuenciación directa o mediante análisis de restricción por la técnica del RFLP (*Restriction fragment length polymorphism analysis*) (58,59,60).

Existen varios estuches comerciales para la determinación genotípica del VHC, basados en la amplificación de la región 5' no codificadora mediante PCR. Uno de ellos consiste en la secuenciación directa de los amplicones obtenidos por PCR seguida de la comparación de las secuencias con secuencias de base de datos: *Trugene HCV 5' NC Genotyping* (*Visible Genetics*, Toronto, Ontario, Canadá) (61). El otro se basa en la hibridación reversa de los amplicones obtenidos por PCR a una membrana de nitrocelulosa recubierta por sondas oligonucleotídicas específicas para genotipo, y posterior revelado colorimétrico de los híbridos: *INNO-LiPA HCV II* (*Innogenetics*, Ghent, Bélgica) (59,60). Ambos estuches descritos identifican los seis genotipos y un gran número de subtipos. El *INNO-LiPA* distingue los subtipos 1a, 1b, 2a al 2c, 3a al 3c, 4a al 4h, 5a y 6a (62). Los errores en la identificación de los genotipos son poco comunes, pero en la identificación de los subtipos pueden producirse entre el 10 y el 25% de los casos, estos últimos no inciden en la toma de decisiones clínicas (5).

Un método aún no aprobado por la oficina reguladora estadounidense (*Food and Drug Administration*, FDA) es el *1300 Hepatitis C Genotyping* (HCVG) de *ViraCor Laboratories* que permite la distinción entre los genotipos 1a, 1b, 2a, 2b, 3, 4, 5 y 6 a través de un ensayo de PCR en tiempo real a partir del ARN-VHC. Se extrae el ácido nucleico del plasma, se realiza una RT-PCR al ARN diana. Los genotipos del 1 al 6 se detectan mediante la utilización de oligonucleótidos cebadores y sondas específicos para los distintos genotipos, aplicando la técnica de PCR en tiempo real (*Taq-Man®*) (63).

En 2005 *Roche Molecular Systems* (Branchburg, NJ, EE UU) lanzó el estuche *LINEAR ARRAY HCV Genotyping Test*, para la determinación del genotipo de VHC. Se basa en la amplificación por RT-PCR del ARN objetivo para generar ADNc, hibridación de los amplicones con sondas oligonucleotídicas que permiten la identificación independiente de los seis genotipos del VHC (1-6), y finaliza con la detección de los productos amplificados fijados a las sondas mediante determinación colorimétrica (64).

Todos estos métodos son capaces de identificar correctamente los principales grupos genotípicos, pero solo la secuenciación nucleotídica directa permite discernir eficientemente entre los subtipos (6). En general todos se basan en la técnica de la PCR: caros, de larga duración y requieren de equipamiento especializado para ser ejecutados con precisión y sin contaminaciones. Su fiabilidad se afecta por la pérdida del ARN del suero o plasma debido a un mal manejo en el laboratorio o durante el almacenamiento, o si estaba ausente de la circulación durante la colecta de la muestra. Pero como ventajas incluye su alta confiabilidad si se realiza con precisión así como la capacidad para brindar información relevante para la patogénesis molecular del VHC (48).

D. 2. Determinación serológica del genotipo del VHC

Los anticuerpos específicos para el genotipo pueden emplearse como marcadores indirectos del genotipo del VHC (65). El serotipaje posee ventajas que lo hacen apropiado para grandes estudios epidemiológicos: bajo riesgo de contaminación y sencillez del ensayo. Pero carece de especificidad y sensibilidad, lo cual limita su utilidad (48).

Entre los métodos comerciales disponibles se encuentra el *RIBA SIA* (*Chiron Corporation*, Emeryville, California, EE UU) que contiene secuencias peptídicas específicas para serotipo: cinco provenientes de la región NS4 y dos de la región core de los genomas de VHC de los genotipos 1, 2, y 3 (66).

Un método de serotipaje basado en EIA competitivo es el estuche *Murex HCV Serotyping 1-6 Assay* (*Murex Diagnostics*, Dartford, Reino Unido). Detecta anticuerpos específicos para genotipo dirigidos a los epítopos codificados por la región NS4 de los genomas de los seis genotipos (1-6). Permite obtener resultados interpretables en el 90% de los pacientes inmunocompetentes con hepatitis C crónica (23) y su sensibilidad es baja en pacientes hemodializados o inmunodeprimidos (67,68).

Se ha observado concordancia entre ambos métodos (mayor del 96% para los genotipos 1-3) y con los métodos de genotipado molecular (69), pero la fiabilidad del serotipaje puede variar de acuerdo con la distribución de los genotipos en un área geográfica específica (48).

El método de tipaje del VHC se escogerá según la experiencia del laboratorio y el objetivo del tipaje. Para determinar todos los subtipos y para identificar nuevas secuencias, la metodología de elección será amplificación por PCR seguida de secuenciación. Sin embargo, en protocolos de terapia el objetivo consiste en separar a los pacientes infectados con genotipo 1 de aquellos que padecen cualquier otro, tarea que puede ser cumplimentada con cualquiera de los métodos mencionados (48).

**Interpretación de las pruebas de diagnóstico
y seguimiento del virus C de la hepatitis.**

La interpretación de las pruebas de hepatitis C dependen de la sensibilidad y la especificidad de las técnicas que se utilicen en el diagnóstico y éstas a su vez dependen de la prevalencia de la infección en la población de estudio, así por ejemplo, la mayoría de los pacientes de bajo riesgo con ELISA positivo pero RIBA negativo no son virémicos, y por tanto no presentan infección por el VHC (8). En la Tabla 6 veremos algunos ejemplos.

En pacientes con resolución espontánea de la infección, la respuesta Anti-VHC puede persistir a lo largo de la vida, o disminuir ligeramente mientras permanece detectable, siendo simplemente portadores de una huella serológica, o desaparecer gradualmente después de varios años (70).

Tabla 6: Interpretación de las pruebas de hepatitis C

Anti-VHC	RIBA	ARN-VHC	Posibles interpretaciones
Negativo	Negativo	Negativo	**No hay infección**
Positivo	Positivo	Positivo	**Hay infección por VHC**
Positivo	Positivo	Negativo	-Infección resuelta -Paciente tratado, ARN por debajo de los límites de detección (verificado con PCR litativa de ARN-VHC)
Positivo	Negativo	Negativo	- Falso positivo a Anti-VHC (< 1 %)
Negativo	Negativo	Positivo	- Infección presente (usualmente en paci· inmunodeprimidos o hemodializados) - Infección aguda, período de ventana de ticuerpos - Falso positivo o contaminación del ensa de ARN-VHC

Además, si la infección se cronifica, los valores de anti-cuerpos persisten durante toda la infección. Existen casos de hepatitis crónicas con VHC, seronegativas. Estas son excepcionales en individuos inmunocompetentes, pero son relativamente frecuentes en sujetos inmunodeprimidos (personas infectadas con el VIH, receptores de órganos, individuos bajo tratamiento inmunosupresor y hemodia-lizados). La no detección de anticuerpos Anti-VHC en ellos podría estar relacionada con una producción insuficiente de los mismos dentro del contexto del estado de inmunosupresión (5).

Por ello la interpretación de la seropositividad es difícil ya que puede ser marcador de infección pasada y curada, un falso positivo o una infección crónica.

También pueden detectarse anticuerpos Anti-VHC en enfermos con hepatopatías de otra etiología, por ejemplo, en la hepatitis autoinmune o en la hepatitis crónica por virus B (11).

Las pruebas serológicas tienen varias limitaciones debido a que no permiten la detección directa de las partículas virales, es decir, no guardan relación con la replicación viral. Estas pruebas evidencian simplemente el contacto del sujeto con el virus, lo que provoca la síntesis de anticuerpos específicos pero esto se produce tardíamente en el curso de la hepatitis aguda C. Dicha síntesis de Anti-VHC puede tener lugar desde pocos días a varios meses después del episodio agudo, por lo que existe el riesgo de no identificar la infección por VHC durante esta etapa (5).

Estas limitaciones hacen que sea imprescindible el uso de técnicas que permitan detectar los componentes de las partículas virales, confirmando de esta forma la existencia de replicación del virus en el organismo. Diversos estudios han puesto de manifiesto que el ARN del VHC se puede detectar en el suero de prácticamente la totalidad de los pacientes con infección aguda o crónica por el VHC. La positividad de la PCR del VHC en suero se produce muy tempranamente en el curso de la infección, por lo que constituye un método excelente para el diagnóstico precoz de la misma. La viremia desaparece en los individuos con infección aguda resuelta mientras que tiende a permanecer, *a veces intermitentemente,* durante años en los individuos que desarrollan infección crónica. Estudios recientes señalan que los títulos de viremia tienden a ser más altos en pacientes con enfermedad hepática crónica que en donantes de sangre asintomáticos, incluso si la adquisición del virus ha sido post-transfusional, si existe inmunosupresión farmacológica y en la coinfección con el virus de la inmunodeficiencia humana, VIH. Los trabajos que investigan la relación del nivel de viremia y la severidad de la enfermedad hepática muestran resultados contradictorios ya que tanto títulos altos como títulos bajos se han relacionado con el grado de gravedad de la enfermedad (21).

En resumen las pruebas moleculares cualitativas pueden ser empleadas para el diagnóstico temprano de la infección VHC en pacientes con hepatitis pero que aún no han desarrollado los anticuerpos. Igualmente es válido para todas aquellas situaciones clínicas en las que el paciente sea incapaz de poner en marcha una respuesta inmune normal. Otra de las aplicaciones es el monitoreo del tratamiento y de la eficacia del mismo. La persistencia del ARN en el seno de un tratamiento indica que la terapéutica no ha sido la correcta o no está siendo efectiva. Mientras que su eliminación entre la cuarta y octava semana de tratamiento es una buena noticia en relación con la eficacia del mismo, su persistencia en este intervalo presagia casi con seguridad un fracaso terapéutico. Incluso la desaparición del ARN dentro del tratamiento más allá de la octava semana no garantiza la curación. Esta prueba también puede ser empleada para el estudio del riesgo de la transmisión vertical y de su ocurrencia y, finalmente, para diferenciar la superposición de patologías hepáticas.

No es necesaria la realización de esta prueba en todos los seropositivos ya que la buena correlación que existe, especialmente en los enfermos con hepatitis crónicas, entre la seropositividad y la presencia de ARN (95%) no lo aconsejan.

La PCR ha mostrado ser el método más sensible para la detección del ARN del VHC.

Con el desarrollo de las técnicas cuantitativas se ha podido establecer que el VHC tipo 1 produce mayores niveles de viremia que los otros tipos y además, que los pacientes infectados desarrollan viremias permanentes y estables, con valores altos o bajos, o viremias intermitentes, con cifras irregulares y oscilantes. Se ha establecido que el éxito del tratamiento depende, al menos en parte y junto con otros factores, de la concentración de virus al inicio del mismo (21).

Tabla 7: Fortalezas y debilidades de las pruebas serológicas y moleculares.

	ANTI-VHC	ARN del VHC
Fortalezas	*Alta sensibilidad *Fácil de realizar *Automatizable *Poca variabilidad de resultados *Bajos costos	*Alta sensibilidad y especificidad. *Se positiviza precozmente en infecciones agudas (dos semanas) *No depende del sistema inmunológico: detecta el virus en inmunosuprimidos *Paso previo necesario para algunos métodos de genotipaje y cuantificación
Debilidades	*Falsos positivos en grupos de bajo riesgo *Tarda más de dos meses en positivizarse en infecciones agudas *Puede ser negativo en personas inmunosuprimidas infectadas que no generen anticuerpos.	*Muy costoso *Realización laboriosa y delicada, personal capacitado. *Falsos negativos por inhibición con factores de la muestra o mala conservación de la misma. *Falsos positivos por contaminación. *Alta variabilidad de resultados entre diferentes laboratorios *Virus de ARN menos estable que los virus de ADN.

REFERENCIAS BIBLIOGRÁFICAS

1. Crespo MP. El diagnóstico viral por el laboratorio. Colombia Médica 2000; 31(3).

2. Hino K, Sainokami S, Shimoda K, Niwa H, Lino S. Clinical course of acute hepatitis C and changes in HCV markers. Dig Dis Sci 1994; 39:19-27.

3. Farci P, Alter HJ, Wong D, Miller RH, Shih JW, Jett B, Purcell RH. A long-term study of hepatitis C virus replication in non-A, non-B hepatitis. N Engl J Med 1991; 325:98-104.

4. Puoti M, Zonaro A, Ravaggi A, Marin MG, Castelnuovo F, Cariani E. Hepatitis C virus RNA and antibody response in the clinical course of acute hepatitis C virus infection. Hepatology 1992; 16:887-881.

5. Pawlotsky JM. Use and interpretation of virological tests for Hepatitis C. Hepatology 2002; 36(5):S65-S73.

6. Bukh J, Miller RH, Purcell RH. Genetic heterogeneity of hepatitis C virus: quasispecies and genotypes. Semin Liver Dis 1995; 1(15):41-63.

7. Padrón GJ, Arús E, Morales J, Muzio V, Pentón E, Más P, Sariol CA et al. Bases moleculares para el estudio de las hepatitis virales. Edit. Elfos Scientiae, Ciudad de la Habana, Cuba, 1998; 161-184.

8. Carey W. Tests and screening strategies for the diagnosis for hepatitis C. Cleveland Clin J Medicine 2003; 70(4):7-13.

9. UMELISA® HCV 3ra Generación para la detección de anticuerpos al VHC en suero, plasma y sangre seca sobre papel de filtro. Instructivo del ensayo. CIE 2000.

10. National Institutes of Health (NIH) Consensus and State of the Science Statements. Statement on management of Hepatitis C. 2002; 19(3).

11. Hoofnagle J.H. Course and outcome of hepatitis C. Hepatology 2002; 36:21-29.

12. Colin C, Lanoir D, Touzet S., Meyaud-Kraemer L, Bailly F, Trepo C. Sensitivity and specificity of third-generation hepatitis C virus antibody detection assays: an analysis of the literature. J. Viral Hepat 2001; 8:87-95.

13. ImmunoComb® II HCV Kit: a rapid test for the qualitative detection of IgG antibodies to hepatitis C virus (HCV) in human serum or plasma. Code: 60455002. ORGENICS.

14. Bassit L, Van Heuverswyn H,· De Bosschere K, Nishiya AS, et al. Comparative Study of Two Anti-HCV Screening Tests in a Large Genotyped Population of Brazilian Dialysis Patients. Eur J Clin Microbiol Infect Dis 2002; 21: 404–406.

15. Maertens G, Vorsters A, Royens B, Dekeyser F and Zrein M. A fourth generation assay for the screening of HCV Antibodies. Hepatitis Program, Innogenetics NV. Presented at the European Association for the Study of the Liver, 34th Annual Meeting, Naples (Italy), April 8-12, 1999.

16. Skidmore S. Recombinant Immunoblot Assay for Hepatitis C Antibody. Lancet 1990; 335(8701):1346.

17. Van der Poel CL, Cuypers HTM, Reesink HW et al. Confirmation of Hepatitis C Virus Infection by New Four-Antigen Recombinant Immunoblot Assay. Lancet 1991; 337(8737):317-9.

18. Alter HJ, Tegtmeier GE, Jett BW et al. The Use of a Recombinant Immunoblot Assay in the Interpretation of Anti-hepatitis C Virus Reactivity Among Prospectively Followed Patients, Implicated Donors, and Random Donors. Transfusion, 1991; 31(8):771-6.

19. LIA TEK HCV III, Organon Teknika, B.V. Holland.

20. Ortiz-Ibarra FJ, Figueroa-Damián R,Lara-Sánchez J, Arredondo-García JL y Ahued- Ahued JR. Prevalencia de marcadores serológicos de los virus de la hepatitis A, B, C y D en embarazadas. Salud Pública Mex 1996; 38: 317-322.

21. Picazo JJ y Fuertes A. Diagnóstico serológico de la hepatitis C. Protocolos de Diagnóstico Serológico Clínico - Núm. 5. DSC.

22. Dutra Souto FJ, Fernandes Fontes J y Coimbra Gaspar AM. Prevalence of Hepatitis B and C Virus Markers among Malaria-exposed Gold Miners in Brazilian Amazon. Mem Inst Oswaldo Cruz 2001; 96.

23. Pawlotsky JM, Prescott L, Simmonds P, Pellet C, Laurent-Puig P, Labonne C, Darthuy F et al. Serological determination of hepatitis C virus genotype: comparison with a standardized genotyping assay. J Clin Microbiol 1997; 35:1734-1739.

24. Courouce AM, Le Marrec N, Bouchardeau F, Razer A, Maniez M, Laperche S and Simon N. Efficacy of HCV core antigen detection during the preseroconversion period. Transfusion 2000; 40:1198-1202.

25. Lee SR, Peterson J, Niven P, Bahl C, Page E, DeLeys R, Giordano-Schmidr D et al. Efficacy of a hepatitis C virus core antigen enzyme-linked immunosorbent assay for

the identification of "window-phase" blood donations. Vox Sang 2001; 80:19-23.

26. Bouvier AM, Patel K, Dahari H, Beaucourt S, Larderie P, Blatt L, Hezode C et al. Clinical utility of total hepatitis C virus (HCV) core antigen quantification, a new indirect marker of HCV replication. Hepatology 2002; 36:211-218.

27. Miyachi H. et al. Monitoring of inhibitors of Enzymatic Amplification in Polymerase Chain Reaction and Evaluation of Efficacy of RNA Extraction for the Detection of Hepatitis C Virus Using the Internal Control. Clin. Chem. Lab. Med. 1998; 36(8):571-5.

28. Busch MP, Wilber JC, Johnson P, Tobler L, Evans CS. Impact of specimen handling and storage on detection of hepatitis C virus RNA. Transfusion 1992; 32:420-25.

29. Tang YW, Procop GW y Persing DH. Molecular diagnosis of infectious diseases. Clin Chemistry 1997; 43(11):2021-2038.

30. González YJ, González I,Viña A, Armas A, García I y Solís RL. Desarrollo de un sistema de diagnóstico molecular para la detección cualitativa del ARN del virus de la hepatitis C. Biotecnología Aplicada 2003; 20(2):122-125.

31. González I, Viña A, Armas A, García I y González YJ. Design of an antisense RT-PCR primer efficient for all hepatitis C virus genotypes. Comparison of its perfor-mance vs. a commercial primer. Analytical Biochemistry 2003; 315(2):281-284.

32. González I, González YJ, Armas A, Viña A y otros. Vali-dation of a nested PCR assay UMELOSA® HCV CUALI-TATIVO for detection of Hepatitis C Virus. Biologicals 2003; 31(1):55-61.

33. González I, González YJ, Viña A, Armas A y Solís RL. The usefulness of UMELOSA hepatitis C virus qualitative kit as supplemental test for confirmation of hepatitis C virus infection. Revista da Sociedade Brasileira de Medicina Tropical 2004; 37:25-27.

34. Mullis KB y Faloona FA. Specific synthesis of DNA *in vitro* via a polymerase-catalyzed chain reaction. Methods Enzymol. 1987; 155:335-350.

35. Saiki RK, Gelfand DH, Stoffel S et al. Primer – directed enzimatic amplification of DNA with a thermostable DNA polymerase. Science 1988; 239:487-91.

36. Compton J. Nucleic acid sequence-based amplification. Nature 1991; 350:91-2.

37. Guatelli JC, Whitefield KM, Chappelle HL, Di Michelle LJ et al. Isothermal in vitro amplification of nucleic acids by multienzyme reaction modeled after retroviral replication. Proc Natl Acad Sci USA 1990; 87:1874-8.

38. Lok ASF y Gunaratnan NT. Diagnosis of Hepatitis C. Hepatology 1997.

39. Collins ML, Zayati C, Detmer J, Daly, Kolberg J, Chang C, Irvine I, Tucker, and Urdea MS. Preparation and characterization of RNA standards for use in quantitative branched DNA hybridization assays. Anal Biochem 1995; 226:120-129.

40. Collins ML, Irvine I, Tyner D, Fine E, Zayati C, Chang C, Horn T, Ahle D, Detmer J, Shen L-P, Kolberg J, Bushnell S, Urdea MS and Ho DD. A branched DNA signal amplification assay for quantification of nucleic acid targets below 100 molecules/ml. Nucleic Acids Rcs 1997; 25:1979-2984.

41. Strader DB, Wright T, Thomas DL and Seeff LB. Diagnosis, Management and Treatment of Hepatitis C. Hepatology 2004; 39 (4):1147-1171.

42. Komurian-Pradel F, Paranhos-Baccala G et al. Quantitation of HCV ARN using Real-Time PCR and Fluorimetry. J Virol Methods 2001; 95(1-2):111-19.

43. Halfon P, Bourliere M et al. Real-time PCR assays for HCV ARN quantitation are adecuate for clinical management of patient with chronic HCV infection. J. Clin Macrobiology 2006; 44(7):2507-11.

44. Gorrin G, Friesenhahn M, Lin Patsy et al. Performance Evaluation of the VERSANT HCV RNA Qualitative Assay by Using TMA. J Clinical Microbiology 2003; 41(1):310-7.

45. Sun ZH, Ma W and Zheng W. Microarrays development in the diagnosis of HBV and HCV. Med J Chin PLA 2003; 28:375-6.

46. Pawlotsky JM. Molecular diagnosis of viral hepatitis. Gastroenterology 2003; 122:1554-1568.

47. Lau JY, Davis GL, Prescott LE, Maertens G, Lindsay KL, Qian K, Mizokami M, et al. Distribution of hepatitis C virus genotypes determined by line probe assay in patients with chronic hepatitis C seen at tertiary referral centers in the United States. Hepatitis Interventional Therapy Group. Ann Intern Med 1996; 124:868-876.

48. Zein NN. Clinical significance of hepatitis C virus genotypes. Clin Microbiol Rev 2000; 13:223-225.

49. Nousbaum JB, Pol S, Nalpas N, Landais P, Berthelot P, Bréchot C and the Collaborative Study Group. Hepatitis

C virus type 1b (II) infection in France and Italy. Ann Intern Med 1995; 122:161-168.

50. Davis G. Monitoring of viral levels during therapy of Hepatitis C. Hepatology 2002; 36(5):S145-S151.

51. Michinori K. Hepatitis C virus genotypes 1 and 2 respond to Interferon-alpha with different virologic kinetics. J Infectious Dis 1995; 172(4):934-938.

52. Qu D, Li JS, Vitvitski L, Mechai S, Berby F, Tong SP, Bailly F et al. Hepatitis C virus genotypes in France: comparison of clinical features of patients infected with HCV type I and type II. J Hepatol 1994; 21:70-75.

53. Simmonds P. Viral heterogeneity of the hepatitis C virus. J Hepatol 1999; 31(1):54-60.

54. Li JS, Vitvitski L, Tong SP y Trepo C. Identification of the third major genotype of hepatitis C virus in France. Biochem Biophys Res Commun 1994; 199:1474-1481.

55. Okamoto H, Sugiyama Y, Okada S, Kurai K, Akahane Y, Sugai Y et al. Typing hepatitis C virus by polymerase chain reaction with type-specific primers: application to clinical surveys and tracing infectious sources. J Gen Virol 1992; 73:673-9.

56. Widell A, Shev S, Mansson S, Zhang YY, Foberg U, Norkrans G et al. Genotyping of hepatitis C virus isolates by a modified polymerase chain reaction assay using type specific primers: epidemiological applications. J Med Virol 1994; 44:272-279.

57. Mc Omish F, Chan SW, Dow BC, Gillon J, Frame WD, Crawford RJ, Yap PL et al. Detection of three types of hepatitis C virus in blood donors: investigation of type-specific differences in serologic reactivity and rate of

alanine aminotransferase abnormalities. Transfusion 1993; 33:7-13.

58. Nakao T, Enomoto N, Takada N, Takada A, Date T. Typing of HCV genomes by restriction fragment length polymorphism. J Gen Virol 1991; 72:2105-2112.

59. Stuyver L, Wyseur A, van Arnhem W, Lunel F, Laurent-Puig P, Pawlotsky JM, Kleter B, et al. Hepatitis C virus genotyping by means of 5'-UR/core line probes assays and molecular analysis of untypeable samples. Virus Res 1995; 38:137-157.

60. Stuyver L, Wyseur A, van Arnhem W, Hernandez F, Maertens G. Second-generation line probe assay for hepatitis C virus genotyping. J Clin Microbiol 1996; 34:2259-2266.

61. Ansaldi F, Torre F, Bruzzone BM, Picciotto A, Crovari P and Icardi G. Evaluation of a new hepatitis C virus sequencing assay as a routine method for genotyping. J Med Virol 2001; 63:17-21.

62. Maertens G y Stuyver L. Genotypes and genetic variation of hepatitis C virus. The molecular medicine of viral hepatitis. TJ Harrison and AJ Zuckerman (ed.). Edit. John Wiley & Sons, Ltd., Chichester, Gran Bretaña, 1997:182-233.

63. *http://www.viracor.com/diagnostic-virals.htm.*

64. Manual instructivo del estuche LINEAR ARRAY Hepatitis C Virus Genotyping Test. Roche Molecular Systems 2005.

65. Tsukiyama-Kohara K, Yamaguchi K, Maki N, Ohta Y, Miki K, Mizokami M, Ohba KI et al. Antigenicity of

group I and II hepatitis C virus polypeptides-molecular basis of diagnosis. Virology 1993; 192:430-437.

66. Dixit V, Quan S, Martin P, Larson D, Brezina M, DiNello R, Sra K et al. Evaluation of a novel serotyping system for hepatitis C virus: strong correlation with standard genotyping methodologies. J Clin Microbiol 1995; 33: 2978-2983.

67. Kobayashi M, Chayana K, Arase Y, Tsubota A, Saitoh S, Suzuki Y, Ikeda K et al. Enzyme-linked immunosorbent assay to detect hepatitis C virus serological groups 1 to 6. J Gastroenterol 1999; 34:505-509.

68. Leruez-Ville M, Nguyen QT, Cohen P, Cocco S, Nouyou M, Ferriere F and Deny P. Large-scale analysis of hepatitis C virus serological typing assay: effectiveness and limits. J Med Virol 1998; 55:18-23.

69. Gish RG, Qian KP, Quan S, Xu YL, Pike I, Polito A, DiNello R et al. Concordance between hepatitis C virus serotyping assays. J Viral Hepatol 1997; 4:421-422.

70. Lefrere JJ, Guiramand S, Lefrere FF, Mariotti M, Aumont P, Lerable J, Petit JC et al. Full or partial seroreversion in patients infected by hepatitis C virus. J Infect Dis 1997; 175:316-322.

CAPÍTULO 6

HEPATITIS C Y HEPATOCARCINOMA

Dr. Julio César Hernández Perera.
Grupo de Hepatología y Trasplante Hepático del Centro de
Investigaciones Médico Quirúrgicas (CIMEQ) La Habana, Cuba.
Dra. Marcia Samada Suárez.
Grupo de Hepatología y Trasplante Hepático del Centro de
Investigaciones Médico Quirúrgicas (CIMEQ) La Habana, Cuba.

Introducción

EN EL AÑO 2000 se declararon en todo el mundo 564000 nuevos casos de cáncer hepático, de ellos, 398364 tuvieron lugar en hombres y 165972 en mujeres. Con esta breve nota, se puede afirmar que el carcinoma hepatocelular (CHC) es un problema de salud mundial. A esta declaración, se agregan otras evidencias estadísticas trascendentales como: incidencia anual estimada en aproximadamente medio millón de casos; ocupa el quinto lugar mundial entre todas las neoplasias que afectan al hombre (5,6%), con cifras que oscilan entre las 500000 y un millón de defunciones anuales; y es una de las principales causas de muerte entre los pacientes cirróticos (1-3). La incidencia de esta neoplasia varía considerablemente entre las distintas áreas geográficas, como resultado de la amplia diversidad de factores de riesgo dentro de los diferentes grupos poblacionales. En algunos lugares, ha sido habitualmente un problema importante de salud, como ocurre en algunos países asiáticos y africanos, donde incluso puede ser la primera causa de muerte relacionada con el cáncer. Esta propensión no se comportaba de igual manera en otros lugares, como Europa y América del Norte, donde su prevalencia era mucho menor. Sin embargo, desde hace un tiempo se advierte un creciente interés por esta enfermedad, sobre todo por la comunidad médica, que observa un incremento de su incidencia en estos últimos países desarrollados. Uno de los motivos de este comportamiento, se vincula sin lugar a dudas, con la infección por el virus de la hepatitis C (VHC) (4, 5).

Factores de riesgo:

El principal factor de riesgo para el desarrollo de un CHC, es la existencia de una cirrosis hepática (CH). De por sí, es una condición premaligna, pero la magnitud de su riesgo oncogénico varía ampliamente con la etiología, que es alta con el virus de la hepatitis B (VHB) y el VHC, y baja con el alcohol (1, 6). Entre otros factores que se añaden e incrementan este riesgo, encontramos: el sexo masculino, la edad mayor de 50 años, los niveles elevados de alfa-fetoproteína (AFP) y la intensa inflamación y proliferación hepatocitaria (7). Desde el punto de vista genético, existen algunas pistas relacionadas con grupos de genes que identifican individuos de alto riesgo antes del desarrollo del cáncer, o los eventos que están relacionados con la transición desde un nódulo displásico hacia un CHC.

Entre el 75 y el 80% de los CHC son atribuidos a infecciones persistentes, ya sean relacionados con el VHB (50 al 55%) o el VHC (25 al 30%) (5). Vemos por ejemplo, que la infección por el VHC, es el principal factor de riesgo en Japón, Europa y Estados Unidos. En ocasiones, esta se puede muy bien imbricar con el consumo de bebidas alcohólicas, donde en algunas áreas, como en Francia, puede llegar a constituir el principal factor oncogénico. Como sucede en las infecciones por el VHB, la severidad de la hepatitis juega un factor crucial al modular el riesgo de desarrollo de un CHC. No obstante, se pueden valorar algunas diferencias entre estas dos infecciones. Mientras que en el VHB se puede desarrollar un CHC en ausencia de una CH o una fibrosis hepática importante, la aparición de esta neoplasia en pacientes con VHC, está con frecuencia precedida de un daño hepático significativo (8). El riesgo anual estimado para el desarrollo de un CHC es de aproximadamente un 0.4% para los pacientes portadores del VHC que tienen niveles persistentemente elevados de transaminasas y estadío de fibrosis F0 y F1; y este se puede incrementar a 1.5, 5.1 y 6.9% en pacientes con estadíos de fibrosis F2, F3, y F4, respectivamente (9-13).

Entre los enfermos con CH secundaria a infección por el VHC, el riesgo de desarrollo de un CHC puede ser agrupado en dependencia de factores relacionados con el huésped, con el virus y otros de origen externo.

Factores relacionados con el huésped. Entre estos, encontramos la edad avanzada al momento del diagnóstico (pacientes mayores de 55 años tienen un riesgo de 2 a 4 veces superior) y el sexo masculino (riesgo de 2 a 3 veces superior) (12, 14, 15). También, ligeras elevaciones de los niveles de bilirrubina sérica, la plaquetopenia, y la presencia de manifestaciones de enfermedad hepática al examen físico (arañas vasculares, y/o eritema palmar) han sido asociados al riesgo de CHC (16). Estos elementos indican, que las diferencias vistas en la incidencia del CHC entre las personas cirróticas, reportadas en diferentes estudios, pueden ser influenciados por las discrepancias en los aspectos clínicos de los pacientes incorporados, por lo que se reflejan así desiguales estados de la CH.

También existen otras condiciones clínicas que posiblemente incrementen el riesgo de CHC entre los pacientes con CH relacionada con el VHC. Se incluyen entre estas, como elementos adversos, la porfiria cutánea tarda, la sobrecarga hepática de hierro, la esteatosis hepática y la diabetes mellitus (17-22).

Factores relacionados con el virus. Muchos estudios no han encontrado una asociación entre el genotipo del VHC y el riesgo de CHC (12, 23), Asimismo, en contra de lo esperado inicialmente, la carga viral no ha sido un elemento con un impacto importante en este riesgo. Sin embargo, la doble infección con el VHC y el VHB en pacientes con CH, si ha sido bien correlacionada con incremento de 2 a 6 veces el riesgo de CHC, en este caso, el sinergismo de ambos virus implica un efecto aditivo en la hepatocarcinogénesis (24, 25). Los marcadores de infección previa del VHB (anti-HBc y/o anti-HBs) también están asociados a incremento del doble de este riesgo, donde en algunas circunstancias se puede demostrar la existencia de una infección oculta por el VHB. En último lugar, el CHC muestra una mayor tendencia en ocurrir en pacientes jóvenes coinfectados con el virus de inmunodeficiencia humana (VIH), y en muchas ocasiones, después de un corto período de infección por el VHC (26)·

Factores externos. Entre estos, se encuentra en primer lugar la ingestión de bebidas alcohólicas, donde el riesgo se puede incrementar en 2 a 4 veces, para aquellos pacientes que ingieren más de 60 a 80 g diarios de alcohol (27, 28). La presumible base de este fenómeno es la promoción independiente en el desarrollo de la CH por ambos factores con una acción aditiva. Hasta el presente, no existen elementos concluyentes de que el tabaquismo tenga un papel causal como promotor del CHC en pacientes con CH por VHC.

Mecanismos oncogénicos que intervienen en el desarrollo de un CHC

La hepatocarcinogénesis ha sido ampliamente investigada en modelos animales. En ellos se ha establecido la naturaleza de los diferentes pasos de la transformación maligna a través de la iniciación, promoción y progresión. Estas experiencias ahora son transferidas a los humanos; sin embargo, en la actualidad sólo se disponen de datos incompletos, por lo que la patogénesis de CHC permanece poco conocida (29).

Las células malignas pueden ser consecuencia de cambios secuenciales acumulados en los hepatocitos o derivarse de las células madres. La hipótesis más aceptada describe paso a paso el proceso donde los estímulos externos inducen alteraciones genéticas en el hepatocito maduro, que deriva en la muerte celular, la proliferación celular y la producción de poblaciones monoclonales (30, 31). Las poblaciones monoclonales se componen de hepatocitos con bajo volumen citoplasmático, ligero pleomorfismo nuclear y mayor tamaño del núcleo, comparado con los hepatocitos normales (32). Estas células evolucionan dentro de nódulos displásicos, considerados a su vez, como lesiones premalignas, fundamentadas principalmente por su alta capacidad proliferativa y baja frecuencia de apoptosis, por lo que pueden conducir en el 30% de los casos y en un tiempo variable de 1 a 5 años, a verdaderos tumores malignos (32, 33). Inicialmente estos nódulos no muestran una neovascularización, y en una etapa más avanzada, los hepatocitos exhiben un fenotipo claramente maligno asociado a la neoformación vascular, que es mantenida totalmente a través de la arteria hepática. Los tumores bien diferenciados son altamente proliferativos y se transforman en menos diferenciados cuando alcanzan entre 1 y 1,5 cm (35). En ese momento, la angiogénesis, la invasión tisular, y las metástasis tienen lugar en hasta un 25% de los casos. Más adelante, las células neoplásicas se vuelven cada vez más indiferenciadas y son capaces de invadir vasos y diseminarse fuera del hígado, una de las características que pueden definir a una enfermedad terminal (35).

Algunas investigaciones centran su atención en la búsqueda de daños genéticos específicos que puedan estar relacionadas con las diferentes etapas evolutivas. Ciertos genes (SP70, Glipican-3) o series de genes, han sido propuestos como marcadores iniciales del CHC (35, 36). En estadíos avanzados, alteraciones alélicas involucran a todos los cromosomas. Los más específicos, son encontrados en los cromosomas 1, 4, 8, 16 y 17, pero ninguno afecta a más del 60% de los casos. Otros estudios vinculan las anormalidades genéticas con su expresión. El ejemplo más conocido es la subregulación del p53, fenómeno que trae por consecuencia la atenuación de funciones supresoras sobre la tumorogénesis, que se puede presentar en aproximadamente el 30 al 40% de los casos (37).

Es posible que la vía que conlleva al desarrollo de un CHC difiera de acuerdo a la etiología. Por ejemplo, el CHC relacionado con la infección por el VHB, muestra una mayor inestabilidad genética con algunos cambios cromosómicos (38). Investigaciones recientes han identificado a un gran número de genes, que pueden tener una expresión aumentada o reducida, pero el significado de estos hallazgos no están aún esclarecidos. En muchos casos, los genes están relacionados con el ciclo de regulación celular, inflamación, apoptosis y deposición de colágeno. En este sentido, se ha descrito sobreexpresión o represión de genes implicados en los procesos anteriormente relacionados y han sido vinculados algunos de ellos con el pronóstico y evolución después del tratamiento. Específicamente, algunos genes han sido acoplados con la progresión tumoral (p16, SOCS-1, PEG10) o con la diseminación tumoral y las metástasis (nm23-H1, osteoponina, ARHC, KAI1 y MMP14). No obstante, ninguno de los hallazgos se ha convertido en un buen marcador aplicable en la práctica clínica (38).

Mecanismos patogénicos del VHC para el desarrollo de un CHC

Los mecanismos patogénicos del VHC relacionados con la hepatocarcinogénesis también han sido poco conocidos. La proteína del core del VHC parece ser uno de los candidatos oncogénicos más sugerentes en la fisiopatogenia del CHC, al acumularse dentro del núcleo celular (39). Esta proteína puede jugar un papel biológico importante en la estimulación del crecimiento celular por medio de su interferencia sobre el p53.

Programas de vigilancia del CHC

Ya analizados los factores de riesgo y los mecanismos implicados en el desarrollo del CHC, se infiere, que aparte de la prevención de la infección por el VHC y el desarrollo de una CH, el seguimiento adecuado de los enfermos de alto riesgo, debe ser uno de los objetivos a tener en cuenta. Para ello contamos con armas diagnósticas, como la detección regular de concentraciones séricas de AFP y la ecografía abdominal. Los propósitos de estas acciones están emplazadas a disminuir la mortalidad, al aplicar un programa que pretende detectar la enfermedad neoplásica en estadíos iniciales y con ello ofrecer mayores oportunidades para un tratamiento curativo (40).

La AFP se ha utilizado por muchos años como marcador sérico del CHC, con una sensibilidad reportada en varios estudios, entre el 39 y el 65%, una especificidad del 76 al 94% y un valor predictivo positivo entre el 9 y el 50%. La especificidad y la sensibilidad dependen de la prevalencia del CHC en la población pesquisada, como también del nivel de corte elegido para el diagnóstico. Los pacientes con hepatitis crónicas virales pueden presentar niveles elevados de AFP sin tener asociado un CHC. Valores mayores de 400ng/mL, son considerados generalmente como diagnóstico de esta enfermedad tumoral (42, 43).

La des-gamma-carboxiprotombina (DGCP) es otra prueba serológica, que ha sido empleada en el diagnóstico del CHC. Su uso se ha ajustado mucho más como prueba diagnóstica que en la vigilancia. Aunque hay reportes de su aplicación en el pesquisaje, hasta el presente su utilización rutinaria no goza de una verdadera justificación. Por otra parte, se ha referido que es un marcador de invasión tumoral, sobre todo a nivel de la vena porta, por lo que de confirmarse este hallazgo, se apoya la idea de no ser una prueba útil en el pesquisaje, por ser esta una acción que busca la identificación de la enfermedad en un estadío inicial en vez de una enfermedad terminal (44, 45).

Por su parte la ecografía abdominal ha sido también empleada en el diagnóstico precoz, al igual que la AFP. Los resultados y la sensibilidad de este estudio imagenológico va a depender de múltiples factores. Entre estos, considerando los más importantes, están los determinados por la experiencia del examinador, las características de la enfermedad hepática y la calidad del equipo disponible. Por estas razones, la sensibilidad reportada en los estudios ultrasonográficos en la detección de nódulos tumorales han sido un poco heterogéneos, con rangos entre 35 y un 84% (46).

La combinación de estos dos principales métodos (AFP y Ecografía Abdominal) exhiben mejores resultados, y por ejemplo se ha podido lograr un aumento de la sensibilidad en la detección de un tumor entre 5 y 10%, si la comparamos con la aplicación de la ultrasonografía solamente. Con estos resultados, se ha aprobado por muchos grupos especializados, la proposición de realizarlos con un intervalo de 6 meses, aunque se han empleado otras pausas con menores o mayores tiempos (47, 48).

Quimioprevención del CHC

Como consecuencia de los mecanismos afines al desarrollo de un CHC, los conceptos actuales de carcinogénesis han abierto el camino a la quimioprevención. Este constituye en la actualidad un tema muy atrayente, sobre todo relacionado con el manejo a largo plazo de los pacientes cirróticos, y particularmente aquellos que tienen una infección por VHC o VHB (49).

La quimioprevención puede se definida como el uso de agentes (naturales o sintéticos), para revertir, suprimir o prevenir lesiones premalignas, desde una forma progresiva a un cáncer invasivo. Esta se puede clasificar en tres categorías: primaria (previene el cáncer en pacientes sanos de alto riesgo para un CHC), secundaria (previene el desarrollo de un cáncer en aquellas personas con condiciones premalignas, como por ejemplo la CH) y terciaria (prevención de la recurrencia en pacientes curados de una neoplasia inicial) (50).

La quimioprevención primaria del CHC relacionado con el VHC, involucra acciones para prevenir la enfermedad hepática, alterando los cambios genéticos y epigenéticos en las células hepáticas que incrementan la susceptibilidad hacia el CHC, y retardan o previenen la progresión a la CH. Con este fin se ha experimentado el uso de dietas ricas en antioxidantes y otros micronutrientes, sin demostrarse un efecto beneficioso hasta el presente. El IFN también se ha establecido como el principal y más usado agente, no solo en la quimioprevención primaria, sino también en la secundaria, en pacientes con hepatitis viral; por la combinación de propiedades antivirales, antiinflamatorias y antiproliferativas. Se le han descrito también cualidades antioncogénicas por su facultad de estimular la apoptosis en las células hepáticas preneoplásicas (displásicas). A pesar de ello, no existe hasta el presente una clara evidencia de su utilidad con estos fines, por ausencia de estudios aleatorizados, que permitan hacer una evaluación verdaderamente científica (51).

Con respecto a la quimioprevención terciaria, esta se ha establecido principalmente bajo el desarrollo de nuevos agentes (como terapia neoadyuvante), teniendo en cuenta que las habituales drogas anticancerígenas, son en la gran mayoría de los casos, muy mal toleradas como tratamiento del CHC avanzado, no tributario de tratamiento curativo. Estos agentes, aunque aún se encuentran en fases de estudios de evaluación y validación, incluyen los retinoides, la administración intraarterial de I^{131}, el interferón (IFN) y la inmunoterapia (51).

Tratamiento del CHC

El principal objetivo del tratamiento está encaminado a buscar una alternativa curativa, en este caso dirigida hacia dos conductas principales: la resección y el trasplante hepático (TH). Hasta el presente no existen estudios controlados y aleatorizados que comparen los resultados entre estas técnicas quirúrgicas. Ambas son indicadas a pacientes muy bien seleccionados, permitiendo alcanzar supervivencias a los 5 años entre el 60 y el 70%. La decisión por una u otra conducta depende de la disponibilidad de recursos y las características individuales del tumor. En los momentos actuales está muy bien instituido, que los pacientes con lesiones de 5 cm de diámetro o tres lesiones menores de 3 cm, en ausencia de invasión vascular y lesiones metastásicas a distancia, muestran muy buenos resultados con el trasplante (52). La resección hepática como opción viable, muestra también resultados similares al TH en un corto plazo de tiempo, sin embargo, después de tres años de seguimiento, se evidencia una clara ventaja del trasplante en términos de sobrevida libre de recidiva tumoral. Estos resultados se pueden relacionar con la ventaja que brinda el TH al no sólo ofrecer cura a la neoplasia, sino también a la enfermedad hepática de base. La mayor desventaja que tiene el TH, se vincula con la disponibilidad de órganos, por lo que la resección muestra una ventaja no despreciable, pero sólo es aplicable a pacientes con una excelente función hepática (Child-Pugh-Turcotte A), a causa del riesgo de descompensación hepática (53)·

Si después de una evaluación, no ha sido posible aplicar las anteriores conductas de tratamiento, se pueden emplear otras opciones que incluyen técnicas ablativas, como la alcoholización percutánea del tumor, la radiofrecuencia, y la quimioembolización. Todas ellas se han empleado como conducta terapéutica, dirigidas en lo fundamental en variar la historia natural de la enfermedad maligna, al lograr mayores sobrevidas con buena calidad de vida. Sin embargo los resultados reportados son muy variables, debidos en lo fundamental a la ausencia de uniformidad en los criterios de selección empleados por los diferentes grupos (53, 54).

En la actualidad se debe añadir que algunos otros tratamientos han mostrado algún beneficio relevante, en cuanto a la sobrevida. Entre estos procederes se incluyen la inmunoterapia y la radiación interna, así como otros agentes actualmente bajo investigación como son los inhibidores de la tirosina-quinasa, agentes antiangiogénicos y la terapia génica (53, 54).

REFERENCIAS BIBLIOGRÁFICAS

1. Llovet JM, Burroughs A, Bruix J. Hepatocellular carcinoma. Lancet 2003; 362:1907-17.

2- Parkin DM, Bray F, Ferlay J, Pisani P. Estimating the world cancer burden: Globocan 2000. Int J Cancer 2001; 94:153-6.

3. Sangiovanni A, Del Ninno E, Fasani P, et al. Increased survival of cirrhotic patients with hepatocellular carcinoma detected during surveillance. Gastroenterology 2004; 126:1005-14.

4. El-Serag HB, Mason AC. Rising incidence of hepatocellular carcinoma in the United States. N Engl J Med 1999; 340:745-750.

5. El-Serag HB, Davila JA, Petersen NJ, et al. The Continuing Increase in the Incidence of Hepatocellular Carcinoma in the United States: An Update, Ann Intern Med 2003; 139:817-823.

6. Simonetti RG, Camma C, Fiorello F, et al. Hepatitis C virus infection as a risk factor for hepatocellular carcinoma in patients with cirrhosis. A case-control study. Ann Intern Med 1992; 116:97-102.

7. Bruix J, Sherman M, Llovet JM, et al. Clinical management of hepatocellular carcinoma. Conclusions of the 2000 EASL conference. J Hepatol 2001; 35:421-430.

8. Bruix J, Boix L, Sala M, et al. Focus on hepatocellular carcinoma. Cancer Cell 2004; 5:215-9.

9. Benvegnù L, Fattovich G, Noventa V, et al. Concurrent hepatitis B and C virus infection and risk of hepatocellular carcinoma in cirrhosis: a prospective study. Cancer 1994; 74:2442-2448.

10. Yoshiba H, Shiratori Y, Moriyama M, et al. Interferon therapy reduces the risk for hepatocellular carcinoma: national surveillance program of cirrhotic and noncir-

rhotic patients with chronic hepatitis C in Japan. Ann Intern Med 1999; 131:174–181.

11. Lau GKK, Davis GL, Wu SPC, et al. Hepatic expression of hepatitis C virus RNA in chronic hepatitis C: a study by in situ reverse-transcription polymerase chain reaction. Hepatology 1996; 23:1318-1323.

12. Bruno S, Silini E, Crosignani A, et al. Hepatitis C virus genotypes and risk of hepatocellular carcinoma in cirrhosis: a prospective study. Hepatology 1997; 25:754-758.

13. Cacciola I, Pollicino T, Squadrito G, et al. Occult hepatitis B virus infection in patients with chronic hepatitis C liver disease. N Engl J Med 1999; 341:22-26.

14. Mazzella G, Accogli E, Sottili S, et al. Alpha interferon treatment may prevent hepatocellular carcinoma in HCV-related liver cirrhosis. J Hepatol 1996; 24:141-7.

15. Degos F, Christidis C, Ganne-Carrie N, et al. Hepatitis C virus related cirrhosis: time to occurrence of hepatocellular carcinoma and death. Gut 2000; 47:131-6.

16. Fattovich G, Schalm SW. Hepatitis C and cirrhosis. In: Liang TJ, Hoofnagle JH, eds. Hepatitis C. San Diego: Academic Press 2000:241-63.

17. Fracanzani AL, Taioli E, Sampietro M, et al. Liver cancer risk is increased in patients with porphyria cutanea tarda in comparison to matched control patients with chronic liver disease. J Hepatol 2001; 35:498-503.

18. Chapoutot C, Esslimani M, Joomaye Z, et al. Liver iron excess in patients with hepatocellular carcinoma developed on viral C cirrhosis. Gut 2000; 46:711-4.

19. Boige V, Castera L, de Roux N, et al. Lack of association between HFE gene mutations and hepatocellular carcinoma in patients with cirrhosis. Gut 2003; 52:1178-81.

20. Lerat H, Honda M, Beard M, et al. Steatosis and liver cancer in transgenic mice expressing the structural and non structural proteins of hepatitis C virus. Gastroenterology 2002; 122:352-65.

21. Ohata K, Hamasaki K, Toriyama K, et al. Hepatic steatosis is a risk factor for hepatocellular carcinoma in patients with chronic hepatits C virus infection. Cancer 2003; 97:3036-43.

22. El-Serag HB, Tran T, Everhart JE. Diabetes increases the risk of chronic liver disease and hepatocellular carcinoma. Gastroenterology 2004; 126:460-8.

23. Fattovich G, Ribero ML, Pantalena M, et al. Hepatitis C virus genotypes: distribution and clinical significance in patients with cirrhosis type C seen at tertiary referral centers in Europe. J Viral Hepatitis 2001; 8:206-16.

24. Donato F, Boffetta P, Puoti M. A meta-analysis of epidemiological studies on the combined effect of hepatitis B and C virus infections in causing hepatocellular carcinoma. Int J Cancer 1998; 75:347-54.

25. Tsai JF, Jeng JE, Ho MS, et al. Effect of hepatitis C and B virus infection on risk of hepatocellular carcinoma: a prospective study. Br J Cancer 1997; 76: 968-74.

26. García-Samaniego J, Rodríquez M, Berenguer J, et al. Hepatocellular carcinoma in HIV-infected patients with chronic hepatitis C. Am J Gastroenterol 2001; 96:179-83.

27. Donato F, Tagger A, Gelatti U, et al. Alcohol and hepatocellular carcinoma: the effect of lifetime intake and

hepatitis virus infections in men and women. Am J Epidemiol 2002; 155:323-31.

28. Aizawa Y, Shibamoto Y, Takagi I, et al. Analysis of factors affecting the appearance of hepatocellular carcinoma in patients with chronic hepatitis C. Cancer 2000; 89:53-9.

29. Grisham JW. Molecular genetic alterations in primary hepatocellular neoplasms: hepatocellular adenoma, hepatocellular carcinoma, and hepatoblastoma. In: Coleman WB, Tsongalis GJ, editors. The molecular basis of human cancer. Totowa (NJ)7 Humana Press; 2001: 269-346.

30. Buendia MA. Genetics of hepatocellular carcinoma. Semin Cancer Biol 2000; 10:185-200.

31. Thorgeirsson S, Grisham J. Molecular pathogenesis of human hepatocellular carcinoma. Nat Genet 2002; 31:339-346.

32. Kojiro M, Roskans T. Early hepatocellular carcinoma and dysplastic nodules. Sem Liver Dis 2005; 25:133-42.

33. Borzio M, Fargion S, Borzio F, et al. Impact of large regenerative, low grade and high grade dysplastic nodules in hepatocellular carcinoma development. J Hepatol 2003; 39:208-214.

34. Nakashima Y, Nakashima O, Tanaka M, et al. Portal vein invasion and intrahepatic micrometastasis in small hepatocellular carcinoma by gross type. Hepatol Res 2003; 26:142-147.

35. Smith MW, Yue ZN, Geiss GK, et al. Identification of novel tumor markers in hepatitis C virus-associated hepatocellular carcinoma. Cancer Res 2003; 63:859-864.

36. Paradis V, Bieche I, Dargere D, et al. Molecular profiling of hepatocellular carcinomas (HCC) using a large-scale real-time RT-PCR approach: determination of a molecular diagnostic index. Am J Pathol 2003; 163:733-741.

37. Ray RB, Steel R, Meyer K, et al. Transcriptional repression of p53 promoter by hepatitis C virus core protein. J. Biol. Chem 1997; 72:10983-10986.

38. Laurent-Puig P, Legoix P, Bluteau O, et al. Genetic alterations associated with hepatocellular carcinomas define distinct pathways of hepatocarcinogenesis. Gastroenterology 2001; 20:1763-1773.

39. Ravaggi A, Natoli G, Primi D, et al. Intracellular localization of full-length and truncated hepatitis C virus core protein expressed in mammalian cells. J. Hepatol 1994; 20:833-836.

40. Yuen MF, Cheng CC, Lauder IJ, et al. Early detection of hepatocellular carcinoma increases the chance of treatment: Hong Kong experience. Hepatology 2000; 31:330-5.

41. Trevisani F, D'Intino PE, Morselli-Labate AM, et al. Serum α-fetoprotein for diagnosis of hepatocellular carcinoma in patients with chronic liver disease: influence of HbsAg and anti-HCV status. J Hepatol 2001;34:570-5.

42. Gambarin-Gelwan M, Wolf DC, Shapiro R, et al. Sensitivity of commonly available screening tests in detecting hepatocellular carcinoma in cirrhotic patients undergoing liver transplantation. Am J Gastroenterol 2000; 95:1535-8.

43. Tong MJ, Blatt LM, Kao VW. Surveillance for hepatocellular carcinoma in patients with chronic viral hepatitis in the United States of America. J Gastroenterol Hepatol 2001; 16:553-9.

44. Peterson MS, Baron RL. Radiologic diagnosis of hepato-cellular carcinoma. Clin Liver Dis 2001; 5:123-44.

45. Koike Y, Shiratori Y, Sato S, et al. De s-gamma-carboxy prothrombin as a useful predisposing factor for the de-velopment of portal venous invasion in patients with hepatocellular carcinoma: a prospective analysis of 227 patients. Cancer 2001; 91:561-9.

46. Sherman M. Hepatocellular carcinoma: epidemiology, risk factors, and screening. Sem Liver Dis 2005; 25:143-54.

47. Tremolda F, Benevegnu L, Drago C, et al. Early detec-tion of hepatocellular carcinoma in patients with cirrho-sis by _-fetoprotein, ultrasound and fine-needle biopsy. Hepatogastroenterology 1989; 36:519-21.

48. Zhang BH, Yang BH, Tang ZY. Randomized controlled trial of screening for hepatocellular carcinoma. J Cancer Res Clin Oncol 2004; 130:417-21.

49. Stroffolini T, Sagnelli E, Almasio P, et al. Italian Hospi-tals Collaborating Groups. Characteristics of liver cirrho-sis in Italy: results from a multicenter national study. Dig Liver Dis 2004; 36:56-60.

50. Sporn MB, Dunlop NM, Newton DL, et al. Prevention of chemical carcinogenesis by vitamin A and its synthetic analogs (retinoids). Fed Proc 1976; 35:1332-8.

51. Colombo M, Donato MF. Prevention of hepatocellular carcinoma. Sem Liver Dis 2005; 25:155-61.

52. Llovet JM, Bruix J, Fuster J, et al. Liver transplantation for small hepatocellular carcinoma: the tumour-node metastasis classification does not have prognostic power. Hepatology 1998; 27:1572-7.

53. Llovet JM, Schwartz M, Mazzaferro V. Resection and liver transplantation for hepatocellular carcinoma. Sem Liver Dis 2005; 25:181-200.

54. Llovet JM, Bruix J. Systematic review of randomized trials for unresectable hepatocellular carcinoma: chemoembolization improves survival. Hepatology 2003; 37:429-42.

CAPÍTULO 7

TRATAMIENTO DE LA HEPATITIS CRÓNICA C

Moises Diago.
Consorcio Hospital General Universitario
Valencia, España.

Introducción

EL TRATAMIENTO DE LA hepatitis crónica por virus C ha experimentado cambios notables desde que Hoofnagle inició el tratamiento de la hepatitis crónica no A no B con interferón (1) en 1986. Las tasas de respuesta han experimentado una progresión importante pasando de un 6 % a principios de los años 90 con la monoterapia al interferón en tratamientos de 6 meses hasta un 15% en los tratamientos de 12 meses. La aprobación del tratamiento combinado con ribavirina en 1998 elevó la tasa de respuesta hasta un 40% al disminuir la ribavirina la tasa de recidivas (2).

La disponibilidad desde 2001 de los interferones pegilados ha supuesto otro paso importante en esta escalada sentando las bases del tratamiento actual de la hepatitis C, situándonos en tasas de respuesta viral sostenida (RVS) de 55-60% (3) (4).

El manejo del paciente con hepatitis crónica C después de una década de conocimiento del virus C se caracteriza por haber aumentado notablemente la eficacia del tratamiento y haber identificado importantes cofactores de progresión de la enfermedad. Este manejo debe responder a una gran heterogeneidad clínica de pacientes como son los pacientes con ALT persistentemente normales, la hepatitis leve, moderada o grave, la cirrosis compensada, la cirrosis descompensada y pacientes con manifestaciones extrahepáticas del VHC, coinfectados con el virus B (VHB) o con el virus de la inmunodeficiencia humana (VIH), pacientes con comorbilidades que constituyen contraindicaciones relativas para poder recibir tratamiento, pacientes que siguen programas de metadona y otros que no han abandonado su drogadicción, pacientes todos ellos que requieren una dedicación especial y un criterio claro para responder a esta gran variedad de situaciones clínicas.

La última Conferencia de Consenso Americana sobre hepatitis C concluyó que todos los pacientes deben ser candidatos a tratamiento. Si bien las circunstancias asociadas hacen que más de la mitad de los pacientes con hepatitis C no reciban tratamiento por factores como edad, cirrosis descompensada, comorbilidades o negativa del paciente al conocer los efectos adversos del tratamiento. En la medida que los tratamientos sean mejor tolerados y con superior tasa de eficacia, mayor será el porcentaje de pacientes elegibles para tratamiento.

Objetivos del tratamiento

Conseguir la erradicación del VHC es el objetivo primario con la finalidad de detener la progresión de la enfermedad crónica hepática y disminuir el número de personas infectadas. Se ha postulado otros objetivos como el frenar la evolución de la fibrosis y en definitiva la cirrosis y prevenir la aparición de hepatocarcinoma observaciones sugeridas a raíz de algunos estudios japoneses pero que por el momento no están demostrados y están siendo evaluadas en dos grandes estudios de tratamiento con interferón pegilado a largo plazo: el HALT-C (realizándose en USA con interferón pegilado 2a) y el EPIC (multicéntrico mundial con interferón pegilado 2b), estudios ambos que responderán en 2-3 años a la pregunta si el tratamiento con interferón a largo plazo previene la evolución a cirrosis y hepatocarcinoma en los no respondedores.

Definición de respuesta

El objetivo del tratamiento de la hepatitis crónica C es conseguir una respuesta virológica sostenida (RVS), definida como la ausencia de ARN-VHC detectable en el suero por un método con sensibilidad de menos de 100 copias /ml (50 UI) 6 meses después del cese del tratamiento. Se ha comprobado que la RVS se asocia con la mejora en la calidad de vida del paciente, el mantenimiento de la erradicación viral a largo plazo y una mejora histológica hepática evidente (6).

La recidiva virológica tardía es poco frecuente tras una RVS. De un grupo de 181 pacientes tratados con IFN pegilado alfa 2a y RVS solo uno se hizo positivo a los 3 años del seguimiento (7). En otro estudio amplio en 400 pacientes con RVS se detectó el ARN-VHC solo en el 2% de biopsias tomadas 24 semanas después del fin del tratamiento (8).

Pauta de tratamiento

En la práctica clínica una vez el paciente es evaluado y diagnosticado de hepatitis crónica C se establece la indicación de tratamiento y se atiende fundamentalmente al genotipo para indicar la pauta de tratamiento que tras el estudio de Hadziyannis es (9).

- Para los genotipos 1 y 4: Interferón pegilado a dosis semanal y ribavirina a dosis de 1000 mg (para peso inferior a 75 kg) y 1200 mg (para peso superior a 75 kg) diario durante un periodo de 1 año (Figura 1).

- Para genotipos 2 y 3: Interferón pegilado una dosis semanal y ribavirina a dosis de 800 mg diarios durante un periodo de 6 meses (Figura 2).

Duración del tratamiento

Evolución y tendencia actual

La duración del tratamiento es un parámetro importante que se ha intentado establecer en cada estudio clínico. Esta duración ha ido variando según el tipo de tratamiento, desde los 6 meses en los tratamientos iniciales de monoterapia con IFN alfa estándar, para pasar posteriormente a 1 año en un intento de mejorar la tasa de RVP. Con el tratamiento de combinación con IFN estándar y RBV la duración del tratamiento quedó establecida en 6 meses para las hepatitis causadas por genotipos favorables (2 y 3) y genotipo 1 con carga inferior a 2 millones de copias /ml y de 12 meses las causadas por el genotipo 1 con carga viral alta. En los dos primeros ensayos clínicos amplios publicados con IFN pegilado alfa 2 a y alfa 2 b los pacientes fueron tratados durante 1 año. Tras el estudio de Hadziyannis ha quedado establecido que los pacientes con genotipo 1 deben ser tratados 1 años y con dosis estándar de ribavirina, en tanto los pacientes con genotipo 2 la duración es de 6 meses y con menor dosis de ribavirina (800 mg).

Algunos autores, apoyándose en la observación de que en los pacientes no respondedores a IFN también se obtiene una mejora histológica (no solo en los parámetros de inflamación sino también en los de fibrosis), postulan la no interrupción del tratamiento si existe buena tolerancia. Con los IFN pegilados la mejora histológica es aún más evidente. Así, con IFN peginterferón alfa 2b la mejora histológica se obtiene en el 90% de los pacientes con RVS, pero también en el 38% de los pacientes no respondedores. De manera similar, con IFN pegilado alfa 2a se observó una mejora histológica en el 89% de los pacientes con RVS, pero también en el 63% de los pacientes no respondedores. En base a esta mejora histológica, en la actualidad se está evaluando la administración a largo plazo de IFN pegilado en pacientes no respondedores para ver si ello se acompaña de una reducción en la progresión de la fibrosis y, como consecuencia, disminuye la aparición de complicaciones de la cirrosis, el desarrollo de hepatocarcinoma y aumenta la supervivencia de los pacientes.

**Importancia actual de la cinética viral
en la pauta de tratamiento**

La pauta fácil de 6 ó 12 meses atendiendo al genotipo es la que utilizamos y está perfectamente documentada, pero la aplicación de la cinética viral está permitiendo el conocer mejor el tratamiento e identificar pacientes que pueden ser tratados con pautas mas cortas y por el contrario otros que debemos alargar el tratamiento, es en definitiva el "tratamiento a medida".

La determinación de la carga viral en la semana 12 es de gran valor en predecir la respuesta y sobre todo la no respuesta en caso de positividad en dicha semana.

La respuesta virológica rápida (RVR) (en la semana 4) está adquiriendo un gran valor y varios estudios se han centrado en establecer modificaciones en el tratamiento estándar según la existencia de respuesta o no en dicha semana. Así algunos estudios se han dirigido a tratar de acortar el tratamiento en los pacientes "super-respondedores", con la consiguiente ventaja evitando efectos adversos y costos, en tanto otros han alargado el tratamiento en caso de no respuesta en dicha semana, en un intento de mejorar la tasa de respuesta virológica.

¿Es posible acortar el tratamiento en los pacientes super-respondedores?

Pacientes genotipo 1

Aunque las guías actuales recomiendan para estos pacientes 48 semanas y dosis estándar de ribavirina (9), algunos investigadores han intentado identificar pacientes genotipo 1 que responden a 24 semanas de tratamiento sin recidiva posterior. Esta disminución mejoraría costos y calidad de vida de los pacientes. Un estudio de Zeuzem realizado en pacientes genotipo 1 y carga baja (<600000UI) que son tratados con pegilado 2b mas ribavirina 800-1400 mg durante 24 semanas, obtiene una respuesta de 50% con el régimen corto, pero que era de 89% en aquellos pacientes que tenían respuesta virológica a la semana 4.No se trata de un estudio aleatorizado y no queda claro si puede extrapolarse los resultados a pacientes con fibrosis avanzada (10). Otro estudio reciente de Jensen (11) analiza retrospectivamente en los pacientes del estudio de Hadziyannis el impacto de la respuesta a la semana 4 en la posibilidad de conseguir respuesta sostenida, encontrando que un 24% de pacientes genotipo 1 tratados con pegilado 2a mas ribavirina consiguen respuesta a la semana 4, En pacientes con RVR la respuesta con 24 semanas de tratamiento era similar a 48 semanas. Con 24 semanas de tratamiento 89% de pacientes con RVR tienen respuesta sostenida (Figura 3). Lo que sugiere que una duración mas corta puede ser aceptable en pacientes con RNA indetectable a la semana 4 y baja carga viral basal. En pacientes sin RVR la mejor tasa de respuesta se consigue con 48 semanas de tratamiento (Figura 4).Estos resultados que son alentadores hay que tomarlos con cautela ya que no sabemos si son extrapolables a pacientes con fibrosis avanzada y no disponemos de un estudio comparativo prospectivo que examine el beneficio de las 24 semanas, frente a lo estándar de las 48 semanas.

Pacientes genotipo 2 y 3

Para estos pacientes la pauta es de 24 semanas de tratamiento y dosis bajas de ribavirina, pero está siendo estudiado si se puede reducir más la duración sin comprometer la eficacia. Un estudio de Dalgard (12) trata con pegilado 2b mas ribavirina (800-1400 mg) pacientes genotipo 2 y 3, encontrando en aquellos con RVR una RVS de 90% con un tratamiento de 14 semanas, más alta que los que no tienen RVR que se tratan 24 semanas y RVS de 56%. Otro estudio de Von Wagner (13) tratando pacientes con pegilado 2a mas ribavirina encuentra una RVS de 82% en pacientes genotipo 2 y 3 tratados 16 semanas, similar a 80% cuando se tratan 24 semanas. Sugiere también que genotipo 3 y carga alta podrían requerir un tratamiento mas largo de 24 semanas. Otro estudio de Mangia (14) señala que pacientes con genotipo 2 y 3 que tiene RNA HVC indetectable tras 4 semanas de terapia pueden ser tratados 12 semanas, ya que es tan efectivo como 24 semanas.

Recientemente se han comunicado resultados de un amplio estudio denominado "ACCELERATE" (15) que ha incluido 1469 pacientes dirigido a estudiar si es posible tratar pacientes genotipo 2 y 3 solo durante16 semanas sin comprometer la eficacia. Se trataba de un estudio en que los pacientes son tratados con pegilado 2a 180 ug/semana mas 800 mg de ribavirina y eran aleatorizados para recibir 16 ò 24 semanas de tratamiento. Se obtuvieron RVS mas altas con 24 semanas (76%) que con 16 semanas (65%), si bien en pacientes con carga viral basal baja las tasas eran similares (Tabla 2).

La cinética viral durante el tratamiento antiviral indica que la tasa de respuesta virológica sostenida se relaciona inversamente con el tiempo de tratamiento necesario para que se negative el ARN-VHC en el suero y se relaciona directamente con la duración del tratamiento después de la negativización del ARN-VHC en el suero.

La extensión del tratamiento podría aumentar la tasa de respuesta sostenida en pacientes que no muestran una respuesta temprana (respuesta a la semana 4). Esta hipótesis ha sido explorada en un estudio multicéntrico español de Sanchez Tapias (16). Se incluyeron 517 pacientes, que fueron tratados con peginterferón alfa 2a y ribavirina, a las 4 semanas 184 (el 36%) presentaban RNA VHC negativo y se trataron de forma estándar, pero 326 (el 64%) que presentaban RNA VHC positivo se aleatorizaron a proseguir tratamiento hasta completar 48 (165 pacientes) ó 72 semanas (161 pacientes).

La administración de Peginterferón a-2a y Ribavirina durante 72 semanas disminuye significativamente la tasa de recidivas y aumenta significativamente la tasa de respuesta sostenida (de un 32% a un 45%) en pacientes que no presentan una RVR (respuesta a la semana 4).La extensión del tratamiento no aumenta la incidencia ni la gravedad de los efectos adversos pero los prolonga, lo que produce un aumento del abandono terapéutico.

Otro estudio de Berg (17) exploró también las 72 frente a las 48 semanas estándar, encontrando que:

Respondedores virológicos tempranos (semana 12 negativo) consiguen altas tasas de respuesta virológica sostenida (75-80%) independientemente de la duración del tratamiento (48 vs. 72 semanas).

Respondedores lentos (semana 12 positivo y semana 24 negativo) muestran mejores tasas de respuesta sostenida cuando se tratan 72 semanas al disminuir la recidiva. Una no respuesta a la semana 4 puede suponer una menor tasa de RVS, habiendo sido investigado en dos amplios estudios, dirigidos a estudiar si habría que prolongar el tratamiento en aquellos pacientes sin respuesta virológica rápida.

Pacientes genotipo 4

La consideración de genotipo 4 como un genotipo fácil de curar llevaría aparejada la posibilidad de reducir la duración del tratamiento. Esto ha sido explorado en dos publicaciones. Un análisis retrospectivo de Diago (18) que incluía los 49 pacientes genotipo 4 de los estudios de Fried y Hadziyannis y que habían sido tratados con diferente pautas de tiempo (24 ó 48 semanas) y dosis de ribavirina (800 ó 1000-1200 mg). Los pacientes tratados 48 semanas y dosis de ribavirina 1-1.2 gr tenían una respuesta sostenida de 79%, en tanto se quedaba en 63% si la dosis de ribavirina era de 800mg. Con un tiempo de tratamiento de 24 semanas y dosis plena de ribavirina la respuesta era de 67%, en tanto que ningún paciente tratado con ribavirina 800 mg durante 24 semanas respondió.

Un estudio muy reciente de Kamal (19) se ha dirigido a estudiar la duración óptima del tratamiento en pacientes genotipo 4.Incluye a 287 pacientes que son tratados con pegilado alfa 2b 1.5 microgramos/ kg y ribavirina 1000-1200 mg /día y los aleatoriza en 3 grupos, el primero de ellos lo trata durante 24 semanas, el segundo durante 36 y el tercero durante 48.Las respuestas virales sostenidas fueron de 29%, 66% y 69% respectivamente. El análisis multivariante mostró que eran factores predictivos de respuesta la carga viral basal (<2 millones de copias),la edad (< 40 años) y la duración del tratamiento (48 y 36 semanas frente a 24).También encuentra que los pacientes con respuesta virológica muestran una mayor eficacia antiviral y más rápida caída en la semana 4 que los no respondedores.

Factores predictivos de respuesta

Con todos los tratamientos aplicados se han estudiado los factores que se asocian a una RVS. El genotipo es el factor más importante para predecir la respuesta (55% para genotipo 1 y 80% para genotipos 2-3), también la carga viral, si bien con menor impacto, factores ambos que no son modificables. El estadio de la enfermedad como la ausencia de cirrosis o de fibrosis en puentes supone una mayor RVS. Otros factores dependientes del huésped como son la raza, menor edad, menor peso y superficie corporales y menor resistencia a la insulina se asocian con mejores tasas de RVS, siendo modificables algunos de ellos (haciendo disminuir el peso corporal, disminuyendo la resistencia a la insulina, tratando al paciente lo antes posible). Durante el tratamiento una mayor adherencia al mismo y una respuesta virológica temprana también se asocian a una mayor tasa de RVS. Establecido como objetivo del tratamiento conseguir la RVS y, con ello, la erradicación del VHC, los estudios también han evaluado la posibilidad de establecer la predicción de respuesta lo más precozmente posible con la intención de saber los pacientes que van a presentar una RVS y los que van a ser no respondedores. Con la monoterapia con IFN se estableció que la positividad del ARN-VHC al tercer mes de tratamiento podía predecir la ausencia de RVP en el 98% de los casos, con lo cual era recomendable el cese de tratamiento en ese momento. Con el tratamiento combinado de IFN estándar y ribavirina la ausencia de respuesta virológica a la semana 12 tenía un valor predictivo negativo del 90%, que aumentaba al 98% a la semana 24, por lo que se recomendó determinar el ARN-VHC a los 6 meses y cesar el tratamiento en caso de que fuera positiva. Con el tratamiento actual, la ausencia de respuesta virológica a la semana 12 del tratamiento con IFN pegilado alfa 2 a tiene un valor predictivo negativo del 97% (20). Un 67% de los pacientes tratados con pegilado 2a y ribavirina con respuesta a la semana 12 tienen RVS. La probabilidad de RVS aumenta con la rapidez en la supresión viral. Las tasas de RVS mas altas se consiguen en pacientes con respuesta a la semana 4, pero el valor predictivo negativo en este punto es de 74% demasiado bajo para tomar la decisión de no proseguir tratamiento. En este estudio también se comprueba la importancia del cumplimiento del tratamiento, la tasa de RVS era 20% mas baja en pacientes que habían recibido menos de un 80% de la dosis prevista de ribavirina frente a los que habían recibido por encima del 80%.El mejor conocimiento de la cinética viral durante el tratamiento va a contribuir, sin duda, a mejorar la posibilidad de predicción precoz de RVS. Un estudio japonés realizado con interferón beta ha sugerido la posibilidad de predecir la RVS en función de los resultados tras las primeras 24 horas de administración del fármaco (21).

Importancia del cumplimiento del tratamiento

El impacto que el cumplimiento del tratamiento ha tenido sobre la RVS también ha sido investigado. Mientras que la RVS con IFN pegilado alfa 2a más RBV había sido globalmente del 56% y del 67% en los pacientes con respuesta virológica temprana, este porcentaje subía hasta 75% en el subgrupo que había cumplido correctamente el tratamiento, definido como el haber tomado más del 80% de la medicación prescrita y haber efectuado más del 80% de la duración establecida del tratamiento. En caso de intolerancia al tratamiento es preferible reducir las dosis que interrumpirlo, dado que con la reducción la tasa global de RVS en los pacientes con respuesta virológica temprana se mantiene en el 67%, mientras que desciende al 12% si se interrumpe (20).

Con interferón pegilado 2b también se ha demostrado la importancia del cumplimiento, consiguiendo una tasa de RVP mucho más elevada cuando el grado de cumplimiento es superior a 80% (22).

Control del tratamiento

Es aconsejable realizar una visita a las 2 semanas de iniciado el tratamiento para ayudar al paciente en el manejo de los efectos secundarios, así como una periodicidad mensual en las visitas. En cuanto a determinaciones analíticas debe realizarse mensualmente hemograma, transaminasas, glucemia, urea, colesterol y triglicéridos. La función tiroidea debe examinarse en condiciones basales, cada 3 meses durante el tratamiento y a los 6 meses del cese del mismo.

Cuando se utilice la combinación de IFN pegilado y RBV el ARN-VHC debe determinar basalmente y a los 3 meses para valorar si existe respuesta viral temprana y decidir si se prosigue el tratamiento, al final del tratamiento y a los 6 meses del cese del mismo para valorar si el paciente presenta RVP. La determinación basal y a los 3 meses deberá ser cuantitativa si es posible, en tanto la de final de tratamiento y seguimiento puede ser cualitativa.

Recientemente está adquiriendo interés la determinación de la carga viral a la semana 4 ya que una respuesta rápida es predictiva de mayor tasa de RVS podemos acortar el tratamiento si estamos ante un paciente genotipo 1 y carga baja, si bien su positividad no es indicativo que debamos parar el tratamiento.

La posibilidad de recidiva tras obtener una respuesta sostenida es aproximadamente de 1% por lo que un seguimiento anual del paciente con ALT parece oportuno en el seguimiento posterior. En caso de relevación de la ALT y descartadas otras causas de hepatopatía debería volver a determinarse el ARN-VHC.

Es importante mejorar el grado de cumplimiento del tratamiento, sobre todo en aquellos casos que a la semana 12 han conseguido una respuesta virológica, ya que de esta forma puede mejorarse en más de 10 puntos el porcentaje de respuesta. Para conseguir dicho cumplimiento la educación del paciente en lo referente a la infección por virus C y las consecuencias del no cumplimiento estricto del tratamiento son imprescindibles. En esta labor es clave el grado de cumplimiento del tratamiento en cada visita, así como puedan ser tan frecuentes como sea necesario. La participación de enfermería e, incluso, de las asociaciones de pacientes podrían ayudar en la misma. Un manejo adecuado de los efectos secundarios mejora la calidad de vida del paciente durante el tratamiento y, en consecuencia, favorece un mayor grado de cumplimiento El control de los efectos adversos incluye el explicar al paciente los posibles efectos que debe esperar, la administración de paracetamol para el síndrome gripal, reducciones en las dosis de RBV para evitar una anemia marcada y ajustes en las dosis de IFN si se produce leucopenia o plaquetopenia. La aparición de depresión puede ser tratada de forma adecuada con antidepresivos y ansiolíticos. Las alteraciones tiroideas pueden ser corregidas y no llegar a manifestarse clínicamente con terapia sustitutiva o correctora. Actualmente está en estudio la posible corrección de las alteraciones hematológicas derivadas del uso de IFN y RBV con eritropoyetina, factores estimulantes de los granulocitos e interleukina 11. Más interesante que esta corrección de efectos adversos con nuevos fármacos sería el desarrollar o modificar los existentes. Así, se encuentra en fase de desarrollo la viramidina que ha mostrado menos anemia en los estudios actualmente en marcha.

Pacientes previamente tratados

El número de pacientes diagnosticados de hepatitis crónica C que han recibido tratamiento sin conseguir erradicar el virus es un colectivo muy numeroso que constituye en la actualidad más del 50% de los pacientes que atendemos en las consultas. Posiblemente no todos los no respondedores deban ser tratados con interferón pegilado y ribavirina, ya que en algunos de estos pacientes la evolución de la fibrosis puede ser lenta y permita esperar a una nueva generación de fármacos mas eficaz, pero en otros (cociente AST/ALT >1, fibrosis basal >1, disminución de plaquetas) en los que observamos una progresión a cirrosis a corto o medio plazo tendría el mayor interés la posibilidad de un retratamiento.

No parece muy adecuado volver a tratar a los pacientes con el mismo tratamiento al que no respondieron ya que generalmente la respuesta va a ser la misma, salvo que dicho tratamiento no se hubiera administrado correctamente o se hubiera suspendido precozmente. Los intentos de retratamiento se basan en emplear tratamientos con mayores dosis, mayor duración o añadiendo nuevos fármacos a los ya utilizados.

La aparición de nuevos tratamientos lleva tanto a pacientes como a los médicos a plantearse la posibilidad de retratamiento. El tratamiento actual, interferón pegilado y ribavirina es la mejor opción para pacientes no tratados, pero ¿es una buena alternativa para pacientes tratados previamente o es mejor esperar a una nueva generación de fármacos?

Varios parámetros debemos analizar para tomar una decisión de retratamiento:

1. Tipo de tratamiento previo:

Interferón en monoterapia, interferón estándar más ribavirina o interferón pegilado más ribavirina.

El retratamiento tiene más posibilidades de respuesta si el paciente fue no respondedor a monoterapia con interferón que si lo fue a trata miento combinado

2. Tipo de respuesta:

Respuesta y recidiva posterior, respuesta viro lógica parcial o no respuesta.

Los pacientes recidivantes tienen mayores posibilidades de respuesta que aquellos que tuvieron respuesta virológica parcial, y en éstos es superior a aquellos en que hubo una respuesta virológica nula

3. Genotipo

Existen siempre mayores posibilidades de respuesta para pacientes con genotipos 2-3 que para el 1.

4. Factores del paciente:

Severidad de la lesión histológica y grado de cumplimiento y tolerancia del tratamiento previo.

Una lesión más evolucionada (F4) tiene gene ralmente menos posibilidades de respuesta, pero es este paciente en el que tiene más sentido el retratamiento. Sabemos que los pacientes con fibrosis avanzada tienen un mayor riesgo de progresión de la enfermedad y que una vez establecida la cirrosis la mortalidad a 10 años es de 50%, con una frecuencia de hemorragia digestiva o hepatocarcinoma de 3% anual.

Si el paciente no llevó correctamente el tratamiento o se interrumpió prematuramente por efectos adversos puede intentarse un retratamiento con un control más estricto y mayores medidas de soporte al mismo para que pueda cumplirlo plenamente. Si ha habido reducciones importantes de dosis sobre todo en las primeras semanas de tratamiento por efectos adversos puede intentarse el retratamiento previniendo estos efectos adversos para poder dar dosis plenas (por ejemplo plantearse administrar eritropoyetina para evitar reducción de ribavirina ante una anemia intensa y precoz en el primer tratamiento o la administración de antidepresivos de forma preventiva).

Los mecanismos de no respuesta al tratamiento con interferón no son bien conocidos y en consecuencia no sabemos como modificarlos. Se han implicado factores genéticos, virales e incluso metabólicos. Sabemos actualmente que la resistencia a la insulina provoca menor respuesta al interferón. En un reciente estudio hemos obtenido que la respuesta al interferón pegilado y ribavirina en pacientes genotipo 1 es de 60% en pacientes sin resistencia a la insulina y de un 20% en pacientes con resistencia a la insulina elevada (test de HOMA mayor que 4) (23). Modificar la resistencia a la insulina podría en el futuro mejorar sensiblemente la tasa de respuesta sostenida. En la actualidad tenemos ensayos clínicos en marcha para evaluar si añadir metformina (con finalidad de disminuir resistencia a insulina) al tratamiento estándar mejora la tasa de respuesta sostenida.

En la actualidad están en marcha dos grandes ensayos para conocer la tasa de respuesta sostenida con la combinación de pegilado y ribavirina en no respondedores a tratamientos previos y también si es posible detener la evolución de la fibrosis con mantenimiento de interferón pegilado a largo plazo. Uno es el HALT- C (Hepatitis C Long Term

Treatment Against Cirrhosis) con pegilado alfa 2a (24) y otro el EPIC (Evaluation of PEG-Introm in Control of Hepatitis C Cirrosis) con pegilado alfa 2b (25). Recientemente se han comunicado resultados preliminares del estudio HALT-C. Con los primeros 604 pacientes incluidos se ha obtenido una respuesta global sostenida de 18%, de 28% en los pacientes que habían recibido previamente monoterapia con interferón y de un 12% en el grupo que no había respondido al tratamiento de combinación de interferón estándar y ribavirina.

Factores de una mayor respuesta sostenida fueron el tratamiento previo con monoterapia con interferón, tener genotipo 2-3, un cociente AST/ALT bajo (fibrosis mínima), ausencia de cirrosis y no ser afro americano. En caso de existir varios factores desfavorables la tasa de respuesta era de un 6%.Son estos los factores que también conocemos como de pobre respuesta al tratamiento inicial. En dicho estudio también se manifiesta la importancia de la adherencia al tratamiento, ya que reducir la dosis de ribavirina de 80% a 60% en las primeras 20 semanas de tratamiento suponía reducir la respuesta sostenida de 21 a 11%, sin embargo reducciones de ribavirina o interferón pegilado después de la semana 20 cuando el virus C es ya indetectable no afectaban significativamente la respuesta sostenida.

El estudio EPIC está en marcha e incluye pacientes recidivantes o no respondedores a IFN más ribavirina que son tratados con inteferón pegilado 2b más ribavirina. Si a la semana 12 existe respuesta virológica prosiguen hasta completar un año de tratamiento y en caso de no respuesta son aleatorizados para observación o administración de monoterapia con interferón pegilado 2b (0.5 microgramos / kg /semana). En abril 2005 se han presentado resultados parciales de respuesta sostenida, que fue de 14% en no respondedores y en los recidivantes de un 41%, tasas superponibles a las publicadas por Shiffman en Gastroenterology con pegilado alfa 2a. Un análisis multivariado mostró que las variables predictivas de respuesta sostenida eran el genotipo, la respuesta previa, el tener menos fibrosis y el tener menor carga viral basal. Con objetivo de mejorar las tasas de respuesta en pacientes no respondedores a interferón estándar y ribavirina evaluamos el uso de dosis mas elevadas de pegilado 2a en estos pacientes genotipo 1 en un estudio piloto multicéntrico español que presentamos en EASL 2006 (26). Se incluyeron 72 pacientes que se aleatorizaron para recibir 180, 270 0 360 microgramos por semana de pegilado 2a mas ribavirina a dosis de 1000-1200 mg /día durante las 12 primeras semanas (periodo de inducción), para seguir con dosis estándar hasta completar 48 semanas. Las características de los pacientes fueron similares en los tres grupo de pacientes. La respuesta sostenida fueron de 38% en el grupo tratado con inducción de 360, de 30% en el grupo de 270 y de 18% en el de 180 microgramos. Un aspecto destacable fue que los efectos adversos fueron similares en los tres grupos (diferentes dosis) y no diferían de lo observado en la práctica habitual. Asimismo fueron similares las reducciones de dosis. Otro aspecto destacable era que una no respuesta a la semana 12 suponía un 95 % de posibilidades de no respuesta por lo que podía establecerse una predicción clara en dicha semana. Así pues la inducción durante 12 semanas con 360 microgramos de pegilado 2a y ribavirina a dosis estándar muestra una respuesta sostenida mas elevada que con 180 microgramos (38% versus 18%) sin aumentar efectos adversos y pudiendo predecir respuesta a la semana

12, lo que supone una opción a considerar para pacientes no respondedores a combinación estándar.

Queda claro que en el retratamiento con interferón pegilado y ribavirina de un paciente no respondedor a monoterapia con interferón la posibilidad de respuesta es de 28% (demostrado con pegilado 2a y con 2b), en tanto que si el paciente era no respondedor a la combinación la respuesta será de 12-14 % (demostrado con pegilado 2a y 2b), siendo de un 38-53% % si el paciente era recidivante (Tabla 3). Resultados que son aceptables para recidivantes y no respondedores a monoterapia, pero que son escasos para no respondedores a tratamiento de combinación, para los cuales debe buscarse otras opciones.

Terapias de mantenimiento

En los pacientes en que no se consigue respuesta virológica ya se ha mencionado la posibilidad de tratamiento de mantenimiento para evitar la progresión de la fibrosis y en definitiva de la enfermedad, lo cual está basado en el hecho de que incluso en no respondedores se ha observado una regresión de fibrosis. Este aspecto está siendo evaluado en los estudios HALT C y EPIC ya mencionados y en un tercer estudio denominado COPILOT diseñado a 4 años de terapia de mantenimiento (0.5 migrogramos /kg/semana de pegilado alfa 2b en un grupo comparado con otro grupo tratado con colchicina). Un análisis preliminar del estudio actualmente en marcha ha mostrado que el grupo tratado con interferón presenta menos eventos clínicos que el tratado con colchicina (27). Esto ha hecho que en Francia se admita esta posibilidad de tratamiento de mantenimiento y así lo recoge su conferencia de consenso acerca de la hepatitis C celebrada en Paris en 2002 (28).

Los efectos del tratamiento antiviral sobre la hipertensión portal también están siendo evaluados. Un estudio realizado en 18 pacientes con cirrosis hepática compensada a los que se les administraba interferón pegilado 2b y ribavirina y en los que se realizaba biopsia de control y determinaciones de presión portal, mostró una disminución significativa de la presión portal asociado a una mejoría de las lesiones histológicas. Esta menor presión portal podría ser la responsable de la disminución de los episodios de hemorragia digestiva encontrados en el estudio COPILOT (29).

También se ha evaluado la terapia de mantenimiento con ribavirina en pacientes no respondedores a la combinación de interferón alfa y ribavirina. Un estudio reciente de Hoofnagle en 17 pacientes no respondedores a los que se les mantuvo monoterapia con ribavirina mostraron mejoría en ALT y en la necroinflamación en la biopsia, sin que se observara cambios en carga viral C, ni en la fibrosis (30), indicando la necesidad de mas estudios para evaluar una posible acción beneficiosa de la ribavirina y que probablemente sería necesario asociarla a algún otro inmunomodulador (31).

Nuevos tratamientos

Sigue quedando no obstante un importante número de pacientes sin respuesta al tratamiento actual, con los cuales tenemos que esperar a nuevas generaciones de fármacos con las que conseguir un 100% de curaciones.

No disponemos por el momento de opciones diferentes del pegilado y la ribavirina para erradicar el virus C, si bien existen diversas sustancias en fase I-II que están siendo ensayadas y de las que aportaremos algunos datos:

- El BLN 2061 es un inhibidor de la NS3 serin proteasa que reduce la carga viral de forma significativa administrado durante 48 horas en dos dosis diarias en pacientes genotipo 1 (32).

- La valopicitabina es un análogo de nucleósido que esta en fase de ensayo. Un analisis de los resultados a la semana 24 en no respondedores a pegilado mas ribavirina ha mostrado que la combinación de valopicitabina + interferon pegilado a dosis óptima produce una mayor supresión viral que la combinación pegilado mas ribavirina, siendo la eficacia antiviral proporcional a la dosis de valopicitabina (33).

- El VX-950 es un inhibidor de la proteasa del virus C que ha mostrado eficacia antiviral en combinación con el pegilado 2a (34).

- El SCH 503034 es un inhibidor de proteasa que en combinación con pegilado 2b ha mostrado una eficacia antiviral en el tratamiento de pacientes genotipo 1 no respondedores a ppegilado alfa 2b (35).

Otros ensayos nos indican que no tendremos una opción diferente del pegilado y la ribavirina antes del 2010 en el mejor de los casos, por lo que el presente y el medio plazo pasan por optimizar el tratamiento con interferón pegilado y ribavirina.

Conclusiones:

- El tratamiento actual de la hepatitis crónica es la combinación de interferón pegilado y ribavirina.

- La duración del tratamiento recomendada es 24 ó 48 semanas según el genotipo.
- La respuesta virológica a la semana 4 podría acortar el tratamiento en pacientes genotipo 1 carga baja.
- Una no respuesta en la semana 4 podría plantear el alargar el tratamiento hasta la semana 72.
- El cumplimiento del tratamiento es importante para conseguir las mejores tasas de RVS posibles.
- Los pacientes recidivantes y no respondedores a monoterapia de interferón pueden beneficiarse de tratamiento con la combinación de pegilado y ribavirina.
- Los pacientes no respondedores a interferón y ribavirina deben ser valorados en cuanto a necesidad de nuevo tratamiento, que parece clara en aquellos con fibrosis moderada o alta. Los regímenes de inducción, utilizando dosis mas altas de interferón en las primeras semanas, parecen ser la mejor opción en estos pacientes, en tanto no dispongamos de una generación diferente de fármacos que pueda mostrar superiores tasas de eficacia.
- En los pacientes no respondedores a la combinación de interferón estándar y ribavirina, el retratamiento con la combinación de pegilado ofrece escasos resultados, si bien puede probarse con dosis más altas de interferón pegilado.

REFERENCIAS BIBLIOGRÁFICAS

1. Hoofnagle JH, Mullen KD, Jones DB, Rustgi V, Di Bisceglie A, Peters M, et al. Treatment of chronic non-A,non-B hepatitis with recombinant human alpha interferon. A preliminary report.
N Engl J Med 1986 Dec 18; 315(25): 1575-8).

2. McHutchison JG, Gordon SC, Schiff ER, Shiffman ML, Lee WM, Rustgi VK, et al Interferon alfa-2b alone or in combination with ribavirin as initial treatment for chronic hepatitis C. Hepatitis Interventional Therapy Group.

N Engl J Med 1998 Nov 19; 339(21):1485-92..

3. Fried MW, Shiffman ML, Reddy KR, Smith C, Marinos G, Goncales FL et al. Peginterferon alfa 2a plus ribavirin for chronic hepatitis C virus infection.

N Engl J Med 2002; 347:975-82.

4. Manns MP, McHutchison JG, Gordon SC,Rutsgi VK, Shiffman M, Reindollar R, et al.Peginterferon alfa 2b plus ribavirin compared with interferon alfa 2b plus ribavirin for initial treatment of chronic hepatitis C: a randomised trial.

Lancet 2001; 358: 958-65.

5. National Institutes of Health Consensus Development Conference Statement: Management of Hepatitis C: 2002.

Hepatology 2002;36 (5 suppl 1) S3-20.

6. Poynard T,McHutchison J, Manns M, Trepo C, Lindsay K,Goodman Z, et al. Impact of pegilated interferon alfa 2b and ribavirin on liver fibrosis in patients with chronic hepatitis C.

Gastroenterology 2002;122:1303-1313 .

7. Swain M, Heathcote EJ,Lai MY,Bain V,Feinman V,Sherman M et al. Long lasting sustained virologic response in chronic hepatitis C patients previouslytreated with peginterferon alfa 2a (40 KD).

Hepatology 2001;34:330A.

8. McHutchison JG, Poynard T, Esteban R, Davis GL, Goodman ZD,Harvey J et al. Hepatic HCV RNA before and after treatment with interferon alone or combined with ribavirin.

Hepatology 2002;35:688-93.

9. Hadziyannis SJ, Sette HJr, Morgan TR, Balan V, Diago M, Marcellin P, et al. Peginterferon alfa 2a and ribavirin combination therapy in chronic hepatitis C. A randomized study of treatment duration and ribavirin dose.

Ann Intern Med 2004;140:346-55:

10. Zeuzem S, Buti M, Ferenci P, Sperl J, Horsmans Y, Cianciara J et al. Efficacy of 24 weeks treatment with peginterferon alfa 2b plus ribavirin in patients with chronic hepatitis C infected with genotype 1 and low pre-treatment viremia.

J Hepatol 2006; 44: 97-103.

11. Jensen D, Morgan T, Marcellin P, Pockros P, Reddy R, Hadziyannis Set al.Early identification of HCV genotype 1 patients responding to 24 weeks peginterferon alfa 2a / ribavirin therapy.

Hepatology 2006;43: 954-960.

12. Dalgard O, Bjoro K, Hellum K, Myrvang B, Ritland S, Sakaug K et al. Treatment with pegylated interferon and ribavirin in HCV infection with genotype 2 or 3 for 14 weeks: A pilot study.

Hepatology 2004; 40:1260-1265.

13. Von Wagner M, Huber M, Berg T, Hinrichsen H, Rasenack J, Heintges T,et al. Peginterferon alfa 2a and ribavirin for 16 or 24 weeks in patients with genotype 2 or 3 chronic hepatitis C.

Gastreoenterology 2005; 129: 522-527.

14. Mangia A, Santoro R, Minerva N, Ricci, Carretta V, Persico M et al. Peginterferon alfa 2b and ribavirin for 12 weeks vs 24 weeks in HCV genotype 2 or 3.

N Engl J Med 2005; 352:2609-17.

15.-Shiffman M, Pappas S, Nyberg L, Grenbloom S, Gibas A, Bacon B et al. Peginterferon alfa 2a plus ribavirin for 16 or 24 weeks in patients with HCV genotype 2 or 3.Final results of accelerate.

J Hepatol 2006; 44 (sup 2): s271.

16. Sanchez-Tapias JM, Diago M, Escartin P, Enriquez J,Moreno R, Manuel Romero-Gomez, et al. Peginterferon alfa 2a plus ribavirin for 72 weeks in chronic hepatitis C patients without a response by week 4.

Gastreonterology 2006 (in press).

17. Berg T,von Wagner M, Nasser S, Sarrazin C, Heintges T, Gerlach T et alExtended treatment duration for hepatitis C virus type 1: Comparing 48 versus 72 weeks of peginterferon alfa 2a plus ribavirin.

Gastroenterology 2006; 130: 1086-97.

18.-Diago M, Hassanein T, Rodés J, Ackrill A, Sedarati F. Optimized virological response in hepatitis C virus genotype 4 with peginterfron alpha 2a and ribavirin.

Ann Intern Med 2004; 140: 72-3.

19. Kamal SM, El Tawil AA, Nakano T, He Q, Rasenack J, HakanSA et al. Peginterferon alfa 2b and ribavirin therapy in chronic hepatitis C genotype 4: impact of treatment duration and viral kinetics on sustained virological response.

Gut 2005; 54:858-866.

20. Ferenci P, Fried MW, Shiffman ML, Smith CI, Marinos G, Goncales FL Jr, Haussinger D, Diago M, Carosi G, Dhumeaux D, Craxi A, Chaneac M, Reddy KR. Predicting sustained virological responses in chronic hepatitis C patients treated with peginterferon alfa-2a (40 KD)/ribavirin.

J Hepatol. 2005 Sep; 43(3): 425-33.

21. Fukutomi T, Nakamuta M, Fukutomi M, Iwao M, Watanabe H, Hiroshige K et al. Decline of hepatitis C virus load in serum during the first 24 h after administration of interferon beta as a predictor of the efficacy of therapy.

J Hepatol 2001; 34:100-107.

22. McHutchison J, Manns M, Patel K, Poynard T, Lindsay K, Trepo Ch, et al. Adherence to combination therapyenhances sustained response in Genotype 1 infected patients with chronic hepatitis C.

Gastroenterology 2002; 123:1061-1069.

23. Romero M, Viloria NM, Andrade R, Salmeron J, Diago M, Fernandez C, et al. Insulin resistance impairs sustained response rate to peginterferon plus ribavirin in chronic hepatitis C patients.

Gastroenterology 2005; 128:636-41.

24.-Shiffman M, Di Bisceglie A, Lindsay K, Morishima C, Wright E, Everson G, et al. Peginterferon alfa 2a and ribavirin in patients with chronic hepatitis C who have failed prior treatment.

Gastroenterology 2004; 126:1015-1023.

25.-Poynard T, Schiff E, Terg R, Goncales F, Diago M, Reichen J, et al Sustained Virologic Response in the EPIC3

Trial: Week 12 Virology Predicts SVR in Previous Interferon/Ribavirin Treatment Failures Receiving PEG-Intron®/Rebetol™ Weight Based Dosing.

J Hepatol 2005; 42 (Sup 2):40.

26.-M Diago, Manuel Romero-Gomez, J Crespo, A Olveira, R Perez, R Barcena, et al. Pharmacokinetics and pharmacodinamics of induction doses of Peginterferon Alfa-2a (PEGASYS) and Rivabirin (COPEGUS) in HCV Genotype 1 Patients Who Failed to Respond to Interferon and Ribavirin.

J Hepatol 2006; 44 (Sup 2):S210.

27.-Curry M, Cardenas A, Afdhal N. Effect of maintenance Peg Introm therapy on portal hypertension and its complications: results from the copilot study.

J Hepatol 2005; 42 (Sup 2): 40.

28. Dhumeaux D, Marcellin P, Lerebours E. Treatment of hepatitis C. The 2002 French consensus.

Gut 2003; 52:1784-7.

29. Rincon D, Bañares R, Ripoll C,Catalina M, Matilla A, Nuñez O, et al. Antiviral therapy decreases hepatic venous pressure gradient in patients with chronic hepatitis C and fibrosis estage 3 or 4.

Hepatology 2004; 40 (Sup 1):248A.

30. Hoofnagle J, Chany M, Kleiner D, Doo E, Heller T, Promrat K, et al. Maintenance therapy with ribavirin in patients with chronic hepatitis C who fail tos respond to combination therapy with interferon alfa and ribavirin.

Hepatology 2003; 38 : 66-74.

31. Patel K, Dev A, Muir A, McHutchison J. Rivabirin as maintenance therapy for hepatitis C patients: An interim peacekeeper?

Hepatology 2003; 38: 21-24.

32. Hinrichsen H, Benhamou Y,Wedemeyer H, Reiser M, Sentjens R, Calleja JL et al. Short term antiviral efficacy of BILN 2061, a hepatitis C virus serine protease inhibitor in hepatitis C genotype 1 patients.

Gastroenterology 2004; 127:1347-1355.

33. Afdal N, Obrien C, Godofsky E, Rodriguez Torres M, Pappas SC, Pockros Pet al.Valopicitabine (NM283) alone or with peg interferon, compared to peg interferon / ribavirin retreatment in hepatitis C patients with prior non response to pegifn / ribavirin: week 24 results.

J Hepatology 2006; 44 (Sup 2): S19.

34. -Reesink H, Forestier N, Weegink C, Zeuzem S, McNair L, Purdy et al. Initial results of a 14 day study of the hepatitis C virus inhibitor protease VX 950 in combination with peginterferon alfa 2a.

J Hepatol 2006; 44: S272

35. -Zeuzem S, Sarrazin C, Wagner F, Rouzier R, Forestier N, Gupta S et al. The HCV NS3 protease inhibitor SCH 503034 in combination with peg ifn alfa 2b in the treatment of HCV 1 peg ifn alfa 2b non responders: antiviral activity and HCV variant analysis.

J Hepatol 2006; 44: S35

Figura 1.Tratamiento de pacientes genotipo 1 con pegilado 2a mas ribavirina

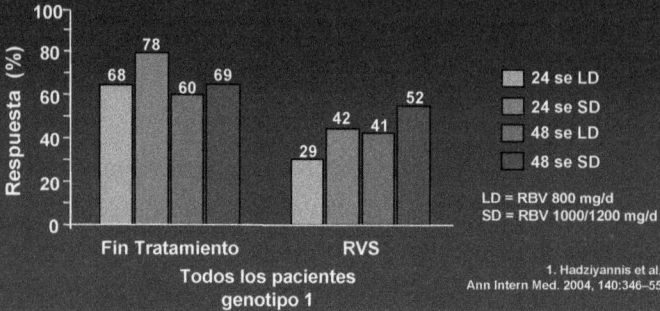

Respuesta (%)

- 24 se LD
- 24 se SD
- 48 se LD
- 48 se SD

LD = RBV 800 mg/d
SD = RBV 1000/1200 mg/d

Fin Tratamiento — RVS

Todos los pacientes genotipo 1

68, 78, 60, 69, 29, 42, 41, 52

1. Hadziyannis et al,
Ann Intern Med. 2004, 140:346–55

Figura 2.Tratamiento de pacientes genotipo 2 ó 3 con pegilado 2a mas ribavirina

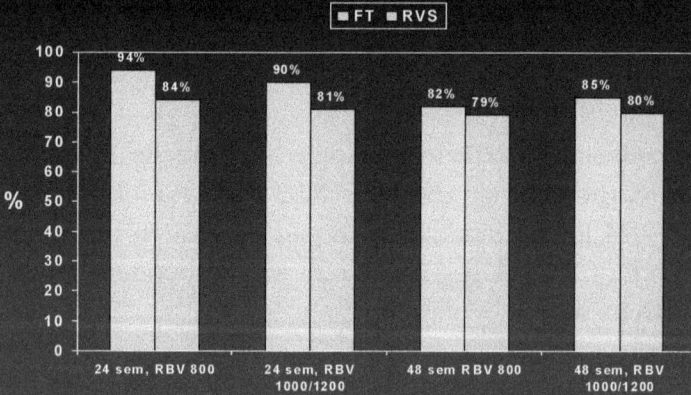

FT RVS

24 sem, RBV 800: 94%, 84%
24 sem, RBV 1000/1200: 90%, 81%
48 sem RBV 800: 82%, 79%
48 sem, RBV 1000/1200: 85%, 80%

Hadziyannis et al. *Ann Intern Med.* 2004.

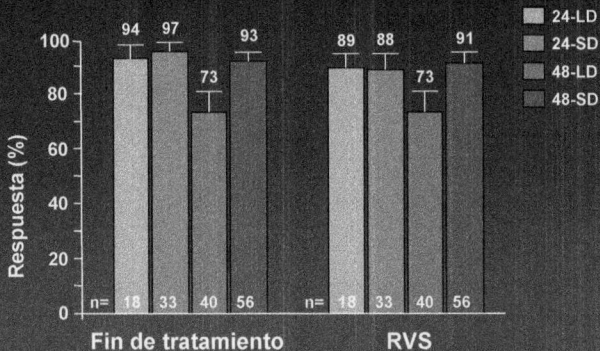

Figura 3.Tasas de respuesta en pacientes con respuesta virologica en semana 4

Pacientes genotipo 1 tratados con PEG 2a + Ribavirina

* HCV RNA <50 IU/ml at week 4   Jensen D et al., Hepatology, 2006

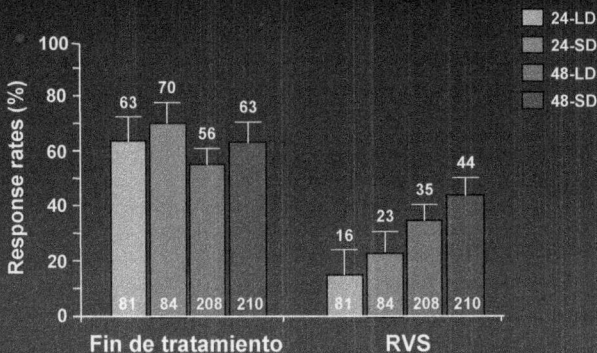

Figura 4. Tasas de respuesta en pacientes sin respuesta virologica rápida

Pacientes genotipo 1 tratados con PEG 2a + Ribavirina

* HCV RNA >50 IU/ml at week 4   Jensen D et al., Hepatology, 2006

Tabla 1: Resultados del estudio "accelerate" comparando 16 frente a 24 semanas de tratamiento con pegilado 2ª más ribavirina.

	16 semanas	24 semanas
Caracteristicas Basales	**(n=732)**	**(n=731)**
Hombres (%)	448 (61%)	461 (63%)
Edad	46.0 ± 9.8	45.6 ± 10.0
Cirroticos (%)	25	22
HCV RNA (x10^6 IU/mL)	5.56 ± 6.41	5.62 ± 7.03
Respuesta virologica sostenida	**(n=679)**	**(n=630)**
Global	65%^{a} [62 – 69]*	76% [73 – 79]*
Recidiva	29% [25 – 32]*	16% [13 – 19]*
Genotipo 2	65%^{a} [60 – 70]*	82% [77 – 86]*
Genotipo 3	65%^{b} [60 – 70]*	71% [66 –76]*
HCV RNA ?400,000 (IU/ml)	83% [77 – 89]*	86% [80 – 92]*
HCV RNA >400,000 (IU/ml)	60% [56 – 64]*	73% [68 – 77]*
Pctientes con RVR	82% [78 – 86]*	90% [87 – 93]*
Pctientes sin RVR	30% [24 – 36]*	49% [42 – 56]*
^{a}P<0.001; ^{b}P=0.156 (Cochran-Mantel-Haenszel test); *95% confidence interval		

Tabla 2. Factores asociados con mayor probabilidad de respuesta virológica sostenida

• VIROLOGICOS:
Genotipo 2 / 3
Carga viral baja
• ESTADIO ENFERMEDAD:
Ausencia de cirrosis
• PACIENTE:
Menor edad / Menor peso corporal
Menor resistencia a insulina
• TRATAMIENTO:
Mayor adherencia
Respuesta virológica temprana

Tabla 3. Tasas de respuesta sostenida obtenidas con la combinación de interferón pegilado y ribavirina en pacientes tratados

- Recidivantes a IF 60%
- Recidivantes a IF + Rib 38-53 %
- No respondedores a IF 28 %
- No respondedores a IF + Rib 12-14%

Capítulo 8

Hepatitis C y Trasplante Hepático

Dr. Julio César Hernández Perera.
Servicio de Trasplantología, Grupo de Trasplante Hepático
del CIMEQ. La Habana, Cuba.
Dra. Marcia Samada Suárez.
Servicio de Trasplantología, Grupo de Trasplante Hepático
del CIMEQ. La Habana, Cuba.

Introducción

LA INFECCIÓN CRÓNICA POR el virus de la hepatitis C (VHC) afecta de manera significativa a una notable proporción de la población mundial, donde el estimado de las personas infectadas por el virus puede rondar los 170 millones de personas, con 3 a 4 millones de nuevos casos diagnosticados cada año (1). La cirrosis hepática (CH) por VHC es la indicación más frecuente de trasplante hepático (TH) en la mayoría de los centros trasplantadores (2-6). Su indicación, manejo y evolución ha centrado en la actualidad amplios debates.

Al principio se estimaba que la sobrevida de estos pacientes era similar al resto de los TH. Sin embargo, estudios recientes empezaron a contradecir estos resultados, y como ya se conoce en la actualidad, la historia natural no es solamente disímil a la de los pacientes inmunocompetentes con VHC, sino también, a la de los trasplantados por otras causas (figura 1) (7, 8). Una vez que la infección ha recidivado, esta puede adoptar diferentes formas clínicas, que van desde la hepatitis crónica lentamente progresiva, hasta una forma fulminante, la hepatitis colestásica rápidamente progresiva (9). Bajo esta situación, no existen por el momento, medidas profilácticas como las descritas en el trasplante por virus de la hepatitis B (VHB) y las alternativas terapéuticas son poco eficaces.

Historia natural de infección por el VHC en el TH.

La infección recurrente del VHC, que es casi universal, se establece por la presencia en suero del ARN del VHC (ARN-VHC) (10-12). En estudios de cinética viral se ha visto, que posiblemente la infección tiene lugar desde el mismo momento en que se realiza la reperfusión del injerto. Después de ese momento la carga viral se incrementa de manera importante y alcanza una meseta aproximadamente al mes del trasplante (13).

Desde el punto de vista clínico, el curso de la hepatitis C después del TH, es muy variable. No obstante, la afectación histológica causada por la infección viral, es casi siempre progresiva y se comporta de una manera más agresiva, que al final conlleva a la ya descrita menor sobrevida (8, 9, 14-19).

La recurrencia del VHC en los pacientes trasplantados, es un proceso altamente dinámico. Se estima que el balance entre la apoptosis hepatocelular y la regeneración puede ser lo suficientemente activa como para reemplazar todo el hígado trasplantado en 2 semanas (20). La infección recurrente está caracterizada por la progresión a la CH en el 6 al 23% de los pacientes, en un período promedio de tres a cuatro años después del trasplante (21-23). La tasa de progresión de la fibrosis en la población trasplantada por VHC (basada en la puntuación de fibrosis de Desmet de 0 a 4) es estimada entre 0.3 a 0.8 estados por año, cifra indiscutiblemente superior a la reportada en los pacientes con VHC inmunocompetentes (0.1 a 0.2 estados por año). Así vemos al final que el intervalo promedio desde el trasplante al desarrollo de CH, es de 10 años, valor también superior al intervalo de 20 a 30 años que es reportado en la población inmunocompetente (24, 25).

Una vez que se ha desarrollado una CH, la progresión desde una descompensación hepática hasta la muerte se precipita notablemente (26, 27). Entre el 10 y el 25% de los receptores con enfermedad recurrente fallecen o requieren un retrasplante dentro de los 5 años después del trasplante (28).

El papel del sistema inmune en la patogénesis de la infección recurrente por el VHC, aún no ha sido bien esclarecido. En los pacientes no trasplantados, un elemento clave en el desarrollo de la infección crónica es la interferencia mediada por el VHC, entre una respuesta sólida inmunológica mediada por linfocitos T "helper" del subtipo 1 (TH1) CD4 y el reclutamiento con la activación de linfocitos T citotóxicos. Esta incapacidad para generar una respuesta inmunológica eficaz, es al menos un factor reconocido que puede favorecer el establecimiento y la cronicidad de la infección. En los pacientes trasplantados, este elemento adverso hipotéticamente está muy potenciado por su condición de inmunodepresión (29, 30).

Patrones histológicos y bioquímicos de la recurrencia del VHC

La detección temprana de la reinfección del injerto hepático y el consiguiente incremento de los niveles de VHC, no se correlacionan con un incremento de los niveles de transaminasas. La elevación de las transaminasas séricas pierde sensibilidad y especificidad en los pacientes trasplantados, como consecuencia de la presencia de otros fenómenos, como los rechazos, la isquemia, las infecciones oportunistas y la toxicidad medicamentosa.

Aproximadamente el 20 al 30% de los pacientes con infección crónica por el VHC, tienen una normalización persistente de los niveles de trasaminasas séricas y nunca desarrollan hepatitis clínica ni bioquímica después del trasplante (31).

Desde el punto de vista histológico, al poco tiempo del trasplante, las diferencias entre los injertos infectados con el VHC y los no infectados son difíciles de discriminar, identificados muchas veces como daños secundarios a episodios de rechazo y daño de preservación-perfusión. Más evidente es la hepatitis después del primero al tercer mes del trasplante, cuando todos los pacientes tienen positividad al ARN sérico del VHC y el antígeno del core del VHC, que puede ser detectado en mas del 90% de las muestras de biopsias (32).

La diferenciación del rechazo agudo con una infección recurrente por el VHC, es siempre un desafío diagnóstico. El rechazo agudo, en el sitio de una enfermedad recurrente por el VHC, depende de la presencia de endotelitis, daño biliar severo, e infiltrado del tracto portal característico (infiltrado mononuclear en la enfermedad crónica por VHC, e infiltrado mixto en el rechazo del injerto). En ambos procesos pueden verse infiltrados linfocitarios en el tracto portal y grados variables de daño de los conductos biliares con agregados linfocitarios (33, 34).

Hepatitis colestásicas fibrosante (HCF)

La HCF, que fue descrita inicialmente en pacientes trasplantados con VHB, tiene una frecuencia entre el 1 y el 10%. Este es un daño hepático progresivo distinguido por el marcado íctero (bilirrubina mayor de 106 µmol/L) en ausencia de complicaciones biliares o vasculares, niveles séricos extremadamente altos de RNA-VHC, fosfatasa alcalina (mayor de 500 U/L) y γ-glutamil transferasa (mayor de 1000 U/L). Las trasaminasas con frecuencia están elevadas 2 a 5 veces el límite superior de los valores normales, aunque también pueden ser variables. Este trastorno se inicia habitualmente al mes del TH y puede evolucionar al fallo hepático en un período de 3 a 6 (35). Histológicamente está caracterizado por la presencia de balonamiento severo de los hepatocitos (en la zona perivenular predominantemente), colestasis intrahepática, fibrosis portal y pericelular, proliferación ductular y poca inflamación como manifestación inicial de la recurrencia de la enfermedad (36, 37). La patogénesis no es bien conocida, pero este trastorno se ha asociado al empleo de una inmunosupresión excesiva, altos niveles de viremia, escasa variabilidad genética del VHC (pequeño número de cuasiespecies) y ausencia de una respuesta linfoproliferativa adecuada (38-40). Es decir, se supone que existe una marcada inmunosupresión que permite alcanzar altos niveles de viremia sin mutaciones significativas en el genoma del VHC. En estos casos, el daño viral es predominantemente citotóxico hacia el hepatocito. El curso de la enfermedad es inexorablemente irreversible y progresivo y los intentos de tratamientos antivirales son generalmente ineficaces (37).

Factores de riesgo asociados con la severidad de la recurrencia

Muchos factores identificados han sido postulados como moduladores de la progresión de la enfermedad por el VHC en los pacientes trasplantados de hígado

Factores relacionados con el huésped

En diferentes trabajos se ha planteado, sin llegar a una confirmación apropiada, que el sexo femenino, la severidad de la enfermedad antes del trasplante y la raza, son factores que limitan la sobrevida de los pacientes. De igual manera, otros factores implican a la coinfección con el VHB, la coexistencia de carcinoma hepatocelular (que no añade mayor agresividad a la recidiva de la hepatitis C), la coinfección con el VIH, la terapia previa con interferón y la compatibilidad HLA (41-43).

Factores relacionados con el donante

La edad del donante, está entre los factores identificados más importantes, que favorece la progresión de la fibrosis. Cualquier edad mayor tiene suficiente evidencia para sostener que tiene un efecto adverso en la evolución de estos enfermos (44).

De igual manera, la presencia de un hígado donante estatósico se ha identificado como un potencial factor adverso (45).

Factores virales

La carga viral pre y postrasplante, la infección por citomegalovirus, el genotipo 1b, y la presencia de cuasiespecies, han sido enmarcados como factores de riesgo. Entre ellos, la alta carga viral al momento del trasplante, ha sido lo suficientemente consistente para vaticinar pobres resultados en los receptores infectados por el VHC (28).

Inmunosupresión

El impacto en el régimen de la inmunosupresión en la recurrencia de la infección por el VHC, ha sido un tema de mucho interés. El empleo de una inmunosupresión profunda, representa uno de los factores trascendentales, que ha contribuido al descenso de la sobrevida en estos enfermos. Entre todos los inmunosupresores empleados, los bolos esteroideos y el uso de anticuerpos monoclonales, empleados habitualmente en el tratamiento del rechazo agudo, han tenido un impacto muy desfavorable que trae por resultado una acelerada progresión de la enfermedad viral (46-48). En cuanto al uso de calcineurínicos (ciclosporina y tacrolimus) no se han observado diferencias en cuanto al impacto que pueden provocar en la evolución de la recidiva de la enfermedad (49).Estaría por definir en un futuro los beneficios que se lograrían con el empleo de nuevas estrategias inmunosupresoras con el fin de disminuir el uso de esteroides, como la combinación de tacrolimus, micofenolato mofetilo y daclizumab.

Injerto

Algunos reportes han sugerido que la recurrencia de la infección por VHC ocurre más tempranamente y con mayor curso agresivo en el receptor que recibe un órgano proveniente de un donante vivo, comparado con los cadavéricos. Sin embargo, esta hipótesis no ha sido totalmente ratificada y aún están sin ser respaldadas con estudios evidencien diferencias entre ambos grupos (50). El tiempo de isquemia (fría y caliente) ha sido identificado como otro potencial factor con influencia negativa en la evolucióin de estos enfermos (51).

Tratamiento de la infección recurrente por el VHC

Basado en el informe emitido por el Panel de Consenso de la Sociedad Internacional de Trasplante Hepático (ILTS), y sustentado en los datos disponibles, se propone que los pacientes que tienen recurrencia de la infección por el VHC (y la enfermedad) que tienen un estadío 2 o más de fibrosis, deben recibir la terapia combinada de interferón y ribavirina (52).

Las estrategias de tratamiento se pueden enmarcar en tres categorías: terapia antiviral pretrasplante, peritrasplante y postrasplante. Como interesante puede ser catalogada la conclusión de que la terapia antiviral pretrasplante y postrasplante, parecen tener el mismo rendimiento en el aclaramiento viral (53).

Terapia antiviral pretrasplante

El objetivo principal del tratamiento antiviral dirigido a pacientes cirróticos por VHC, que se encuentran en lista de espera para un TH, debe ser el aclaramiento viral (53). Por esta razón, en la actualidad algunos centros en el mundo prueban en tratar a aquellos pacientes con CH compensada con el fin de erradicar el VHC en una proporción de ellos. Existen pruebas, de que los pacientes con altos títulos de ARN-VHC pretrasplante, experimentan una mortalidad y pérdida del injerto con un 30% más frecuente que los pacientes con baja carga viral. (28). Después del análisis y las investigaciones recogidas hasta el momento el Panel de Consenso de la ILTS recomienda el tratamiento antiviral en aquellos pacientes con puntuación de Child-Pugh-Turcotte de 7 o menos, o una puntuación MELD ("Model for End-Stage Liver Disease") menor o igual a 18. Por otra parte se desaconseja el tratamiento en pacientes con una puntuación de Child-Pugh-Turcotte mayor o igual a 11 o una puntuación MELD mayor o igual a 25 (54).

Tratamiento antiviral peritrasplante

Basado en los aciertos de la terapia con la inmunoglobulina hiperinmune para la hepatitis B, y en los receptores con coinfección VHC/VHB, se ha valorado la viabilidad de usar suero de pacientes con aclaramiento demostrado para el VHC (Inmunoglobulina para el HVC) (55, 56). Aunque hasta el momento existen datos muy limitados relacionados con la eficacia de la inmunoglobulina para el VHC con el objetivo de prevenir la infección, los resultados iniciales son desalentadores y no está bien claro el papel que puede jugar esta "terapia profiláctica" (55, 57).

Terapia antiviral postrasplante

Dos estrategias terapéuticas son posibles después del TH. El primer enfoque debe ser la instauración de la terapia antiviral tan pronto como sea posible, una vez que los pacientes estén clínicamente estables después del trasplante y antes que la recurrencia histológica se haga evidente. Un segundo enfoque, más selectivo, debe ser el inicio de la terapia antiviral en pacientes con evidencia histológica de una reveladora enfermedad recurrente y fibrosis en progresión. Para determinar la tasa de progresión de la enfermedad, se debe ejecutar un protocolo de biopsias hepáticas seriadas en esta población de pacientes (58, 59).

La terapia preventiva incluye la instauración de la terapia antiviral para el VHC lo antes posible, después del trasplante hepático, basado en la suposición de comenzar la terapia antiviral cuando la carga viral es baja, lo que permitiría mejorar la tasa de aclaramiento viral. En la primera semana después del trasplante los niveles séricos de RNA-VHC son variables, pero generalmente muy bajos. Estos niveles alcanzan su valor máximo entre el primer al tercer mes después del trasplante (60). Este pico de carga viral, puede corresponderse con el inicio de la recurrencia aguda de la enfermedad. Desgraciadamente, los resultados observados en pacientes tratados con esta estrategia no han sido los esperados, con una respuesta viral sostenida entre el 10 al 25%, y una tasa de interrupción del tratamiento alta (33%) (52). Después de valorar estos resultados y al no existir estudios formales que comparen los beneficios de esta estrategia "preventiva", esta conducta aún no es aceptada.

Para el tratamiento de la enfermedad establecida, se han llevado a cabo un grupo de investigaciones para demostrar la eficacia de la terapia con diferentes pautas, que incluyen el α-interferón estándar como monoterapia, la ribavirina como monoterapia y últimamente el α-interferón pegilado como monoterapia o combinado con la ribavirina (61-65). Cuando se evalúa las opciones de tratamiento, es importante considerar no solamente la eficacia, también hay que considerar el beneficio, la seguridad y la tolerabilidad en esta población.

Retrasplante

El retrasplante hepático, dirigido para el tratamiento de la insuficiencia del injerto como consecuencia de una recurrencia del VHC, representa un reto y está plagado de aspectos éticos, que van desde la utilización de un recurso escaso como el órgano donado, hasta la supervivencia. Hasta el presente el TH por esta causa, tiene lugar entre el 2 al 3% anual en los EEUU (66). Dos indicaciones bien aceptadas de retrasplante en pacientes con VHC, es la insuficiencia del injerto no relacionada con la infección por el VHC (disfunción primaria del injerto, trombosis de la arteria hepática, etc.) y la insuficiencia del injerto como consecuencia de una HCF. En estos pacientes la sobrevida es muy similar a la observada en los pacientes con enfermedades no causadas por VHC (67). Estudios previos muestran que la sobrevida después del retrasplante es muy buena (80% a los 2 años) cuando se realiza en pacientes que no se encuentran en un estado de urgencia, y con una función hepática y renal relativamente estable. En los casos contrarios, la sobrevida es muy inferior (40%) (52, 68-71). Los factores de riesgo desfavorables para un retrasplante incluyen una bilirrubina mayor de 170 µmol/L, niveles de creatinina mayores de 2 mg/dL, aclaramiento de creatinina menor de 40 mL/min, edad del receptor mayor de 55 años, recurrencia rápida de la enfermedad con desarrollo de CH en menos de 1 año, y la edad del donante mayor de 40 años (71).

Conclusiones

La CH relacionada con el VHC constituye una válida indicación para el TH, a pesar de la recurrencia de la infección y de la enfermedad. Como consecuencia de este último elemento, se impone considerar el desafío para llevar a efecto una prevención contra la recurrencia agresiva y el establecer realmente el valor del retrasplante en este grupo. Como se ha podido advertir, las opciones actuales de tratamientos para el VHC ofrecen limitadas oportunidades. Este constituye sin lugar a dudas, un vasto y fecundo campo para la investigación, que deben ser cometidos principalmente en estudios multicéntricos que incluyan un número suficiente de enfermos para aportar datos definitivos y confiables.

REFERENCIAS BIBLIOGRÁFICAS

1. Heintges T, Wands JR. Hepatitis C virus: Epidemiology and transmission. Hepatology 1997; 26:521-526.
2. Wasley A, Alter MJ. Epidemiology of hepatitis C: geographic differences and temporal trends. Semin Liver Dis 2000; 20:1-16.
3. Everhart JE, Wei Y, Eng H, Charlton MR, Persing DH, Wiesner RH, et al. Recurrent and new hepatitis C virus infection after liver transplantation. Hepatology 1999; 29:1220-1226.
4. Davis GL, Albright JE, Cook SF, Rosenberg DM. Projecting future complications of chronic hepatitis C in the United States. Liver Transpl 2003; 9:331-338.

5. Alter MJ. Epidemiology of hepatitis C. Hepatology 1997; 26(Suppl 1):62S-65S.

6. Kim WR, Brown RS Jr, Terrault NA, El-Serag H. Burden of liver disease in the United States: summary of a workshop. Hepatology 2002; 36:227-242.

7. Araya V, Keeffle EB. Hepatitis C virus alter orthotopic liver transplantation. Gastroenterology 1997; 112:575-582.

8. Prieto M, Berenguer M, Rayon JM, Cordoba J, Arguello L, Carrasco D, et al. High incidence of allograft cirrhosis in hepatitis C virus genotype 1b infection following transplantation: relationship with rejection episodes. Hepatology 1999; 29:250-256.

9. Pelletier SJ, Iezzoni JC, Crabtree TD, hahn YS, Sawyer RG, Pruet TL. Prediction of liver allograft fibrosis after liver transplantation for hepatitis C virus: Persistent elevation of serum transaminase levels versus necroinflamatory activity. Liver Transpl 2000; 6:44-53.

10. Gane EJ, Portmann BC, Naoumov NV, Smith HM, Underhill JA, Donaldson PT, et al. Long-term outcome of hepatitis C infection after liver transplantation. N Engl J Med 1996; 334: 815-820.

11. Wright TL, Donegan E, Hsu HH, Ferrell L, Lake JR, Kim M, et al. Recurrent and acquired hepatitis C viral infection in liver transplant recipients. Gastroenterology 1992; 103:317-322.

12. Gane EJ, Naoumov NV, Qian KP, Mondelli MU, Maertens G, Portmann BC, et al. A longitudinal analysis of hepatitis C virus replication following liver transplantation. Gastroenterology 1996; 110:167-177.

13. Garcia-Retortillo M, Forns X, Feliu A, Moitinho E, Costa J, Navasa M, et al. Hepatitis C virus kinetics during and immediately after liver transplantation. Hepatology 2002; 35:680-687.

14. Forman LM, Lewis JD, Berlin JA, Feldman HI, Lucey MR. The association between hepatitis C infection and survival after orthotopic liver transplantation. Gastroenterology 2002; 122: 889-896.

15. Slapak GI, Saxena R, Portmann B, Gane E, Devlin J, Calne R, Williams R. Graft and systemic disease in long-term survivors of liver transplantation. Hepatology 1997; 25:195-202.

16. Berenguer M, Prieto M, San Juan F, Rayon JM, Martinez F, Carrasco D, et al. Contribution of donor age to the recent decrease in patient survival among HCV-infected liver transplant recipients. Hepatology 2002; 36:202-210.

17. Berenguer M, Rayon JM, Prieto M, Aguilera V, Nicolas D, Ortiz V, et al. Are posttransplantation protocol liver biopsies useful in the long term? Liver Transpl 2001; 7:790-796.

18. Feray C, Caccamo L, Alexander GJ, Ducot B, Gugenheim J, Casanovas T, et al. European collaborative study on factors influencing outcome after liver transplantation for hepatitis C. European Concerted Action on Viral Hepatitis (EUROHEP) Group. Gastroenterology 1999; 117:619-625.

19. Sanchez-Fueyo A, Restrepo JC, Quinto L, Bruguera M, Grande L, Sanchez-Tapias JM, et al. Impact of the recurrence of hepatitis C virus infection after liver transplantation on the longterm viability of the graft. Transplantation 2002; 73:56-63.

20. Ballardini G, De Raffele E, Groff P, Bioulac-Sage P, Grassi A, Ghetti S, et al. Timing of reinfection and mechanisms of hepatocellular damage in transplanted hepatitis C virus-reinfected liver. Liver Transpl 2002; 8:10-20.

21. Feray C, Gigou M, Samuel D, Paradis V, Wilber J, David MF, et al. The course of hepatitis C virus infection after liver transplantation. Hepatology 1994; 20:1137-1143.

22. Berenguer M, Lopez-Labrador FX, Wright TL. HepatitisC and liver transplantation. J Hepatol 2001; 35:666-678.

23. Pruthi J, Medkiff KA, Esrason KT, Donovan JA, Yoshida EM, Erb SR, et al. Analysis of causes of death in liver transplant recipients who survived more than 3 years. Liver Transpl 2001; 7:811-815.

24. Berenguer M, Ferrell L, Watson J, Prieto M, Kim M, Rayon M, et al. HCV-related fibrosis progression following liver transplantation: increase in recent years. J Hepatol 2000; 32:673- 684.

25. Firpi RJ, Abdelmalek MF, Soldevila-Pico C, Cabrera R, Shuster JJ, Theriaque D, et al. One-year protocol liver biopsy can stratify fibrosis progression in liver transplant recipients with recurrent hepatitis C infection. Liver Transpl 2004; 10:1240-1247.

26. Pruthi J, Medkiff KA, Esrason KT, Donovan JA, Yoshida EM, Erb SR, et al. Analysis of causes of death in liver transplant recipients who survived more than 3 years. Liver Transpl 2001; 7:811-815.

27. Fattovich G, Giustina G, Degos F, Tremolada F, Diodati G, Almasio P, et al. Morbidity and mortality in compensated cirrhosis type C: A retrospective follow-up study of 384 patients. Gastroenterology 1997; 112:463-472.

28. Charlton M, Seaberg E, Wiesner R, Everhart J, Zetterman R, Lake J, et al. Predictors of patient and graft survival following liver transplantation for hepatitis C. Hepatology 1998; 28:823- 830.

29. Collier J, Heathcote J. Hepatitis C viral infection in the immunosuppressed patient. Hepatology 1998; 27:2-6.

30. Rosen HR, Hinrichs DJ, Gretch DR, Koziel MJ, Chou S, Houghton M, et al. Association of multispecific CD4(+) response to hepatitis C and severity of recurrence after liver transplantation. Gastroenterology 1999; 117:926-932.

31. Johnson MW, Washburn WK, Freeman RB, Fitz Maurice SE, Dienstag J, Basgoz N, et al. Hepatitis C viral infection in liver transplantation. Arch Surg 1996; 131:284-291.

32. Doughty AL, Spencer JD, Cossart YE, McCaughan GW. Cholestatic hepatitis after liver transplantation is associated with persistently high serum hepatitis C virus RNA levels. Liver Transpl Surg 1998; 4:15-21.

33. Ferrell LD, Wright TL, Roberts J, Ascher N, Lake J. Hepatitis C viral infection in liver transplant recipients. Hepatology 1992; 16:865-876.

34. Petrovic LM, Villamil FG, Vierling JM, Makowka L, Geller SA. Comparison of histopathology in acute allograft rejection and recurrent hepatitis C infection after liver transplantation. Liver Transpl Surg 1997; 3:398-406.

35. Wiesner RH, Sorrell M, Villamil F. Report of the first International Liver Transplantation Society expert panel consensus conference on liver transplantation and hepatitis C. Liver Transpl 2003; 9:S1-9.

36. Schluger LK, Sheiner PA, Thung SN, Lau JY, Min A, Wolf DC, et al. Severe recurrent cholestatic hepatitis C following orthotopic liver transplantation. Hepatology 1996; 23:971-976.

37. Dickson RC, Caldwell SH, Ishitani MB, Lau JY, Driscoll CJ, Stevenson WC, et al. Clinical and histologic patterns of early graft failure due to recurret hepatitis C in four patients after liver transplantation. Transplantation 1996; 61:701-705.

38. Deshpande V, Burd E, Aardema KL, Ma CK, Moonka DK, Brown KA, et al. High Levels of hepatitis C virus RNA in native livers correlate with the development of cholestatic hepatitis in liver allografts and poor outcomes. Liver Transpl 2001; 7:118-124.

39. Doughty Al, Painter DM, McCAughan GW, Posttransplantation quasispecies pattern remains stable over time in patients with recurrent cholestatic hepatitis because of hepatitis C virus. J Hepatol 2000; 32:126-134.

40. Pessoa MG, Bzowej N, Berenguer M, Phung Y, Kim M, Ferrell L, et al. Evolution of hepatitis C virus quasispecies in patients with severe cholestatic hepatitis after liver transplantation. Hepatology 1999; 30:1513-1522.

41. Cotler SJ, Ganger DR, Kaur S, Rosenblate H, Jakate S, Sullivan DG, et al. Daily interferon therapy for hepatitis C virus infection in liver transplant recipients. Transplantation 2001; 71: 261-266.

42. Gotz G, Schon MR, Haefker A, Neuhaus R, Berg T, Hopf U, Neuhaus P. Treatment of recurrent hepatitis C virus infection after liver transplantation with interferon and ribavirin. Transplant Proc 1998; 30:2104-2106.

43. Sheiner PA, Schwartz ME, Mor E, Schluger LK, Theise N, Kishikawa K, et al. Severe or multiple rejection episodes are associated with early recurrence of hepatitis C after orthotopic liver transplantation. Hepatology 1995; 21:30-34.

44. Vargas HE, Laskus T, Wang LF, Lee R, Radkowski M, Dodson F, et al. Outcome of liver transplantation in hepatitis C virusinfected patients who received hepatitis C virus-infected grafts. Gastroenterology 1999; 117:149-153.

45. Vargas HE, Laskus T, Wang LF, Radkowski M, Poutous A, Lee R, et al. The influence of hepatitis C virus genotypes on the outcome of liver transplantation. Liver Transpl Surg 1998; 4: 22-27.

46. Chopra KB, Demetris AJ, Blakolmer K, Dvorchik I, Laskus T, Wang LF, et al. Progression of liver fibrosis in patients with chronic hepatitis C after orthotopic liver transplantation. Transplantation 2003; 76:1487-1491.

47. Burak KW, Kremers WK, Batts KP, Wiesner RH, Rosen CB, Razonable RR, et al. Impact of cytomegalovirus infection, year of transplantation, and donor age on outcomes after liver transplantation for hepatitis C. Liver Transpl 2002; 8:362-369.

48. Brillanti S, Vivarelli M, De Ruvo N, Aden AA, Camaggi V, D'Errico A, et al. Slowly tapering off steroids protects the graft against hepatitis C recurrence after liver transplantation. Liver Transpl 2002; 8:884-888.

49. Martin P, Busuttil RW, Goldstein RM, Crippin JS, Klintmalm GB, Fitzsimmons WE, Uleman C. Impact of tacrolimus versus cyclosporine in hepatitis C virusinfected liver transplant recipients on recurrent hepatitis:

a prospective, randomized trial. Liver Transpl 2004; 10:1258-1262.

50. Rodriguez-Luna H, Vargas HE, Sharma P, Ortiz J, De Petris G, Balan V, et al. Hepatitis C virus recurrence in living donor liver transplant recipients. Dig Dis Sci 2004; 49:38-41.

51. Wiesner RH, Sorrell M, Villamil F. Report of the first International Liver Transplantation Society expert panel consensus conference on liver transplantation and hepatitis C. Liver Transpl 2003; 9:S1-9.

52. McCaughan GW, Zekry A. Pathogenesis of hepatitis C virus recurrence in the liver allograft. Liver Transpl 2002; 8(Suppl 1):S7-S13.

53. Shiffman ML, Vargas HE, Everson GT. Controversies in the management of hepatitis C virus infection after liver transplantation. Liver Transpl 2003;9:1129-1144.

54. Everson GT. Treatment of patients with hepatitis C virus on the waiting list. Liver Transpl 2003; 9:S90-S94.

55. Charlton M. Natural history of hepatitis C and outcomes following liver transplantation. Clin Liver Dis 2003; 7:585-602.

56. Feray C, Gigou M, Samuel D, Ducot B, Maisonneuve P, Reynes M, et al. Incidence of hepatitis C in patients receiving different preparations of hepatitis B immunoglobulins after liver transplantation. Ann Intern Med 1998; 128:810-816.

57. Willems B, Ede M, Marotta P, Wall WJ, Greig P, Lilly L, et al. Anti-HCV human immunoglobulins for the prevention of graft infection in HCV-related liver transplantation, a pilot study. J Hepatol 2002; 36:32.

58. Bedossa P, Poynard T. An algorithm for the grading of activity in chronic hepatitis C. The METAVIR Cooperative Study Group. Hepatology 1996; 24:289-293.

59. Ishak K, Baptista A, Bianchi L, Callea F, De Groote J, Gudat F, et al. Histological grading and staging of chronic hepatitis. J Hepatol 1995; 22:696-699.

60. Fukumoto T, Berg T, Ku Y, Bechstein WO, Knoop M, Lemmens HP, et al. Viral dynamics of hepatitis C early after orthotopic liver transplantation: evidence for rapid turnover of serum virions. Hepatology 1996; 24:1351-1354.

61. Feray C, Samuel D, Gigou M, Paradis V, David MF, Lemonnier C, et al. An open trial of interferon alfa recombinant for hepatitis C after liver transplantation: antiviral effects and risk of rejection. Hepatology 1995; 22:1084-1089.

62. Gane EJ, Lo SK, Riordan SM, Portmann BC, Lau JY, Naoumov NV, Williams R. A randomized study comparing ribavirin and interferon alfa monotherapy for hepatitis Crecurrence after liver transplantation. Hepatology 1998; 27:1403-1407.

63. Singh N, Gayowski T, Wannstedt CF, Marino IR, Wagener MM. Interferon-alpha therapy for hepatitis C virus recurrence after liver transplantation: Long-term response with maintenance therapy. Clin Transplant 1996; 10:348-351.

64. Dusheiko G, Main J, Thomas H, Reichard O, Lee C, Dhillon A, et al. Ribavirin treatment for patients with chronic hepatitis C: Results of a placebo-controlled study. J Hepatol 1996; 25: 591-598.

65. Wright TL, Combs C, Kim M, Ferrell L, Bacchetti P, Ascher N, et al. Interferon-alpha therapy for hepatitis C virus infection after liver transplantation. Hepatology 1994; 20:773-779.

66. Wall WJ, Khakhar A. Retransplantation for recurrent hepatitis C: The argument against. Liver Transpl 2003; 9:S73-S78.

67. Rosen HR, Martin P. Hepatitis C infection in patients undergoing liver retransplantation. Transplantation 1998; 66:1612-1616.

68. Ghobrial RM, Farmer DG, Baquerizo A, Colquhoun S, Rosen HR, Yersiz H, et al. Orthotopic liver transplantation for hepatitis C: outcome, effect of immunosuppression, and causes of retransplantation during an 8-year single-center experience. Ann Surg 1999; 229:824-831; discussion 831-833.

69. Ghobrial RM. Retransplantation for recurrent hepatitis C. Liver Transpl 2002; 8:S38-S43.

70. Markmann JF, Markowitz JS, Yersiz H, Morrisey M, Farmer DG, Farmer DA, et al. Long-term survival after retransplantation of the liver. Ann Surg 1997; 226:408-418; discussion 418-420.

71. Doyle HR, Morelli F, McMichael J, Doria C, Aldrighetti L, Starzl TE, Marino IR. Hepatic Retransplantation—an analysis of risk factors associated with outcome. Transplantation 1996; 61:1499-1505.

Figura 1. Historia natural de la enfermedad por el virus
de la Hepatitis C en el injerto hepático

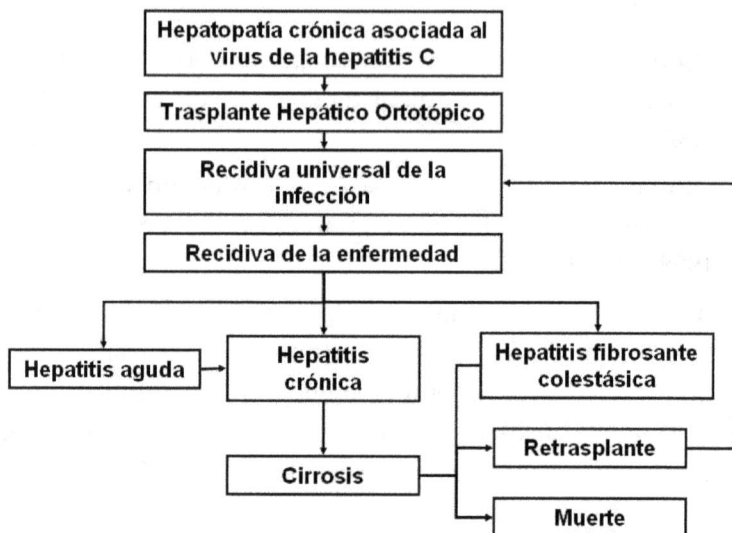

CAPÍTULO 9

HEPATITIS C EN NIÑOS

Dra Solange Heller Rouassant.
Departamento de Gastroenterología y Nutrición. Hospital
Infantil de México Federico Gómez, México D.F.
Dr Pedro Valencia Mayoral
Departamento de Patología Hospital Infantil de México
Federico Gómez, México D.F.

Introducción

DESDE EL DESCUBRIMIENTO DEL virus de la hepatitis C(VHC) en 1989, la hepatitis C (HC) ha sido reconocida como una causa importante de enfermedad hepática a escala mundial, con una prevalencia aproximada del 2% a 3% en adultos, que representa más de 120 millones de personas (1) y es menor en población pediátrica, en la que existe experiencia en niños con historia positiva para transfusiones sanguíneas y transmisión vertical, en infectados con virus de inmunodefciencia humana(VIH) y en coinfecciones de virus de hepatitis B y C. A partir del escrutinio rutinario de HC en sangre previo a transfusiones sanguíneas, la transmisión perinatal es la causa predominante de infecciones por VHC en niños. De 2 a 18% de madres infectadas por VHC pueden transmitirlo a sus hijos (2).

Características del virus de hepatitis C

El VHC es un virus RNA, clasificado como un virus del genus *Hepacivirus* de la familia de Flavivirus, de 9.5 kd, con un largo marco de lectura que codifica una poliproteína que contiene aproximadamente 3000 aminoácidos y que es procesada en 10 proteínas maduras estructurales y reguladoras (3). Los componentes estructurales incluyen las proteínas core y dos de envoltura. Algunas regiones estructurales y no estructurales del virus son importantes por su alta frecuencia de mutaciones y por ser blanco específico de algunas terapias antivirales. De acuerdo a las secuencias de de análisis filogenético del virus, se reconocen 6 genotipos y muchos subtipos en cada genotipo viral. Los genotipos 1 y 2 con los más frecuentes a escala mundial. En México Lisker (4) encontró que el genotipo más prevalente fue el 1b y Vera de Leon en un estudio nacional de 831 pacientes, reportó también el genotipo 1 como el más frecuente (5). A pesar de que una persona esté infectada por un genotipo viral único, el VHC existe en poblaciones heterogéneas de genomas muy parecidos y cercanos, que se han llamado quasiespecies. Estas quasiespecies tienen un papel importante en las respuestas a tratamiento médico con interferón y ribavirina, en población adulta y aún no se conoce su significado clínico en niños, aunque reportes de casos aislados muestran en la evolución de la región 1 hipervariable del genoma del VHC y de la variabilidad de las quasiespecies un aumento en las mismas en lactantes infectados por vía vertical y seguidos a largo plazo (6). En niños con antecedentes de transfusiones múltiples asociadas a leucemias o neoplasias, se presentan con mayor frecuencia coinfecciones de múltiples genotipos de hepatitis C que las reportadas en adultos (7).

Vías de transmisión

Las principales vías de transmisión del VHC son las siguientes: 1) post-transfusional, 2) vertical, 3) esporádica o de la comunidad y 4) por vía sexual(8, 9,10). Actualmente se considera que en niños la principal vía de transmisión de VHC es la vertical (de madre a hijo). Esta transmisión puede ocurrir in útero, en forma transplacentaria durante el embarazo, durante el parto o en forma postnatal, con una frecuencia de infección de 4 a 10%. Es probable que una viremia elevada de VHC en la madre incremente el riesgo de infección en el niño y se ha sugerido que un nacimiento por cesárea puede tener efecto protector para infección de VHC al compararlo con un parto vaginal. Un estudio pediátrico europeo de hepatitis C que incluyó 54 recién nacidos de madres infectadas con VHC mostró que de un tercio a la mitad de niños adquieren la infección in útero (11). Se ha visto que la exposición vertical al VHC induce el desarrollo de respuestas inmunes CD4 + específicas virales y mediadas a nivel celular, que pueden estar asociadas con funciones protectoras contra infección y que pueden contribuir a la frecuencia baja de transmisión vertical de VHC (11).

La coinfección de virus de inmunodeficiencia humana (VIH) y VHC es frecuente en adultos. Se ha sugerido que esta coinfección se observa también en niños con infección perinatal por VIH. Un estudio reciente de Schuval (12) muestra una prevalencia baja (de 1.5%) de VHC en niños infectados en forma perinatal por VIH.

El riesgo de transmisión viral a través de leche materna se considera muy bajo; se dice que el VHC puede ser detectado en la misma en el 15% de madres infectadas, con niveles mucho menores que en suero, por lo que no se contraindica la lactancia materna en hijos de madres anti-VHC positivas. Sin embargo, se sugiere que si las madres cursan con síntomas de infección y cargas virales elevadas a nivel sérico, es aconsejable evitar la lactancia materna (13).

En niños nacidos de madres infectadas con VHC, pueden existir anticuerpos anti-VHC adquiridos en forma pasiva, que persiten hasta después del año de edad y en algunos casos hasta los 18 meses, por lo que se debe considerar a los niños como infectados si presentan carga viral positiva en sangre en 2 determinaciones o si se detectan anticuerpos anti-VHC positivos más allá de los 18 meses de edad (13).

En el seguimiento de niños nacidos de madres con VHC, y que no cursan con la infección por el virus, cerca del 60% cursan con serología negativa antes de los 6 meses y el 95% ants del año de edad (14).

Cuadro clínico y diagnóstico

Sospecha clínica: Después de la exposición inicial, se puede detectar el VHC en sangre a partir de la primera a la tercera semana post-infección y puede presentarse un cuadro clínico leve de 4 a 12 semanas después, que frecuentemente pasa desapercibido. Se considera actualmente que más del 80% de hepatitis C agudas evolucionan a la cronicidad y que generalmente los pacientes cursan asintomáticos o presentan signos leves e inespecíficos (9); se sospecha el diagnóstico de HC por una historia positiva de transfusiones sanguíneas múltiples o por presencia de pruebas de funcionamiento hepático alteradas.

Pruebas de funcionamiento hepático: Alaninoaminotransferasa ALT) y aspartatoaminotransferasa(AST), deshidrogenasa láctica, fosfatasa alcalina, gamma-glutamil transpeptidasa(GGT), bilirrubinas totales, directa e indirecta, albúmina (15). La HCC se caracteriza por fluctuación de niveles séricos de ALT que se encuentran por arriba de 2 veces su valor normal en aproximadamente la mitad de los pacientes.

Pruebas serológicas: 1)Anticuerpos anti-VHC. El ELISA de primera generación detecta anticuerpos contra proteínas no estructurales (NS4), y puede aparecer entre 3 meses y 1 año después de la exposición aguda. El ELISA de segunda generación detecta anticuerpos contra la proteínas c22-3 del core recombinante y c200 que representa un compuesto de c33c(NS3) y c100-3(NS4) y tiene como ventaja el detectar más casos de hepatitis C y acortar el periodo de ventana entre el inicio de la infección y la seroconversión.2) pruebas confirmatorias, que son el RIBA de primera y de segunda generación(inmunoblot); el segundo es más sensible que el primero (16). 3) determinación de viremia con ensayos cualitativos y cuantitativos de RNA (RNA-VHC). La prueba más frecuentemente utilizada se basa en la reacción en cadena de la polimerasa (PCR). La carga viral cuantitativa es útil para la valoración de respuesta terapéutica a medicamentos antivirales y para determinar la duración del tratamiento (4) Determinación de genotipos. Los genotipos se relacionan con la respuesta determinada al tratamiento y la respuesta al mismo (17, 18).

Biopsia hepática

Diagnóstico de hepatitis crónica: En 1994 se aceptó una nueva clasificación internacional de hepatitis crónica, que toma en cuenta la etiología, el grado y el estadio de la enfermedad, en base a datos clínicos, histológicos y sexológicos, en la que la hepatitis crónica puede ser leve, moderada o grave (19). El diagnóstico de una hepatitis viral crónica se basa en los siguientes criterios: a) Pruebas de función hepática alteradas por más de 6 meses, b) Imagen histológica compatible con hepatitis crónica, c) Pruebas serológicas de hepatitis viral positivas.

Interpretación de hallazgos de biopsia hepática

Las alteraciones necroinflamatorias del hígado que se observan en la hepatitis C han sido bien reconocidas y se encuentran de manera constante en las hepatitis crónicas asociadas a este virus; por otra parte, debido a que raramente se toman biopsias hepáticas durante la *fase aguda* de la enfermedad el cuadro histológico es menos conocido en esta etapa aunque es semejante a la producida por otros virus o tóxicos.

El daño tisular de la *fase aguda* de la hepatitis C se caracteriza por grados variables de necrosis hepatocelular que va de la pérdida individual de hepatocitos que sólo dejan su espacio vacío en la placa de hepatocitos hasta puentes de necrosis, necrosis submasiva o masiva; entre estos dos espectros hay lesiones intermedias llamadas necrosis "en parches", necrosis "en puentes", necrosis periportal y necrosis panacinar. Se encuentran también numerosos cuerpos acidófilos principalmente alrededor de la vena central, a menudo hay hepatocitos de citoplasma acidófilo y bordes angulados; además se puede observar grados variables de esteatosis e infiltrado inflamatorio mononuclear en los espacios porta y en el lobulillo, colestasis y depósitos de hierro también de grado variable.

La imagen histológica de la hepatitis C en la *fase crónica* es distintiva y sus principales manifestaciones son: *esteatosis, lesión a los conductos biliares y disposición peculiar del infiltrado inflamatorio*. La *esteatosis* es de tipo micro y macrovesicular con predominio de esta última, no tiene una distribución zonal sino aleatoria, es habitualmente en focos aislados, no difusa y no se acompaña de fibrosis, cuerpos de Mallory ni de polimorfonucleares; se piensa que esta esteatosis es parte del efecto citopático del virus sobre los hepatocitos. La *lesión de los conductos* es de extensión variable y va de cambios en la forma y tamaño de las células epiteliales a desaparición de los conductos; a menudo se observan signos de regeneración, picnosis de los núcleos, pseudoestratificación de las células, ruptura de la membrana basal y linfocitos intraepiteliales. La magnitud del *infiltrado inflamatorio* es también variable aunque usualmente es prominente, asociado o en la vecindad de los conductos biliares, se dispone en forma de cúmulos y puede exhibir centros germinales; en el lobulillo a menudo se encuentran linfocitos delineando a los sinusoides a manera de "filas indias", se pueden observar también pequeños cúmulos de células inflamatorias incluyendo macrófagos que forman microgranulomas; estos dos últimos hallazgos constituyen el "patrón de mononucleosis" y puede observarse en la infección por virus de Epstein-Barr, citomegalovirus y algunos tóxicos.

Todos estos cambios pueden observarse en padecimientos distintos a la hepatitis C pero el conjunto de ellos y en el contexto clínico adecuado pueden ser interpretados como indicativos de hepatitis C. Cabe mencionar que en los niños estas lesiones no son tan aparentes o floridas como en los adultos (20). En las formas crónicas se deben de buscar depósitos de hierro que traduce daño necroinflamatorio pasado y se asocia a una mala respuesta al tratamiento.

Mientras el proceso continúa, se sobrepasa la capacidad de reparación *ad integrum* (regeneración) del hígado y paulatinamente se deposita colágena (cicatrización) en los puentes de necrosis e inflamación que pueden unir espacios porta entre sí o con las venas centrales. Para establecer el grado y el estadio de la enfermedad se debe de evaluar la magnitud del proceso necroinflamatorio (*grado*) y la cantidad de colágena depositada (*estadio*); para ello se ha diseñado varias escalas como el índice de Knodell o el METAVIR del grupo cooperativo francés y formas simplificadas como las propuestas por Scheuer o Isaac; todas son útiles siempre y cuando se esté familiarizado con ellas (21 ,22, 23).

Historia natural

Los adultos con HC evolucionan frecuentemente a enfermedad hepática terminal en el curso de dos décadas, mientras que niños infectados en forma temprana pueden tener un curso más benigno. El conocer la historia natural de la hepatitis C en niños y adolescentes ha sido preocupación de varios investigadores.

a) *Hepatitis C de transmisión perinatal.* Vogt (24) mostró que niños que adquirieron HC en la etapa neonatal, al ser cometidos a cirugías cardiovasculares, después de 20 años, presentaron aclaramiento viral en un porcentaje elevado de casos, y únicamente 3 casos cursaron con daño hepático histológico. Un seguimiento de 35 años después de infección adquirida en el nacimiento(25) muestra progresión lenta a través del tiempo. Rerksuppaphol siguió a 31 niños con infección perinatal de VHC por 8 a 13 años, y observó una evolución benigna, con progresión lenta de la enfermedad en los 10 primeros años (26).

b) *Progresión histológica de hepatitis C:* García-Monzón (27), Guido (28) y Badizadegan (29) han mostrado que la lesión histopatológica en el hígado de niños con HC crónica es más leve que en adultos; sin embargo, Badizadegan encontró presencia de fibrosis importante en hígado, a pesar de una actividad inflamatoria leve, que sugiere una evolución a cirrosis a largo plazo y Guido mostró que la cuantificación de fibrosis se relacionó con la inflamación portal, hepatitis de interfase, y duración de la enfermedad. Murray (20) reportó recientemente un estudio comparativo de hallazgos histológicos hepáticos en niños y adultos con HC. El modo de transmisión en niños fue vertical en 48% y post transfusional en el 48%; en adultos, por drogas IV en 52%, postransfusional en 33% y por perforación o tatuaje en 14%. El análisis multivariado que controló sexo, duración de infección, nivel de RNA viral y genotipo mostró menos actividad inflamatoria y fibrosis en las biopsias hepáticas de niños y un nivel más bajo de ALT que en adultos. Concluyó que, con la misma duración de infección, nivel de RNA viral de virus de HC y genotipo, los niños tienen niveles más bajos de ALT sérica y enfermedad hepática menos grave que los adultos infectados por HC. Este estudio apoya el concepto de que la HC crónica es más leve en niños que adultos, y puede tener implicaciones terapéuticas de respuesta a tratamiento antiviral.

c) *Influencias del genotipo del virus de hepatitis C*: No se conoce aún la prevalencia de los diferentes genotipos de VHC en población pediátrica. En un grupo de niños argentinos infectados por VHC, el genotipo 1 fue el predominante (30). Bortolotti (31) reporta en población italiana una frecuencia alta de genotipos 1 y 2 HC en adolescentes y adultos jóvenes, con una frecuencia creciente de genotipos 3 y 4, que puede acompañarse de modificaciones en evolución de la HC, ya que puede implicar mayor probabilidad de aclaramiento viral en etapas tempranas de la vida y una mejor respuesta al tratamiento antiviral.

d) *HC en niños y adolescentes con enfermedades subyacentes*(neoplasias, hemofilia, talasemia, y otros padecimientos.). En una serie de 36 pacientes de 0 a 18 años edad, en la que 30 tuvieron antecedente postransfusional positivos y asociación con enfermedades subyacentes, 16.6% cursaron con fibrosis importante y 13.8% desarrollaron cirrosis, lo que sugiere que en estos niños la progresión a cirrosis puede ser más rápida que lo reportado (32). Castellino reportó la experiencia de niños sobrevivientes de cáncer y HC crónica, al valorar 122 de 148 pacientes, cerca de 30 años después de su diagnóstico, y realizar biopsia hepática en 60 pacientes a una edad media de 12 años después del diagnóstico inicial, observando fibrosis leve en 28.8%, moderada en 35.6% y cirrosis en 13.6%. Refiere asociación de quimioterapia con progresión temprana de fibrosis y concluye que la progresión de la enfermedad hepática en este grupo de niños con HC es similar a la de adultos (33). En la serie de Cesaro (34), de 658 pacientes pediátricos tratados por neoplasias, el 17.8% fueron positivos a marcadores de hepatitis C y de éstos, el 35% fueron también positivos a marcadores de hepatitis B; en un seguimiento promedio de 14 años, no se encontró progresión a insuficiencia hepática..

e)*Influencia de la hepatitis en el crecimiento*: No se encuentran alteraciones en el crecimiento de niños que adquirieron el VHC en forma perinatal, en los primeros 5 años de vida y en niños prematuros que adquirieron el virus por transmisión vertical de mujeres jóvenes adictas a drogas, la reducción en crecimiento en peso y talla se asoció a la prematurez y no a la HC (35).

Tratamiento

1) *No tratamiento antiviral*: La presencia de lesión histológica leve y la poca frecuencia de cirrosis en pacientes pediátricos condicionan que la infección por VHC en este grupo de edad plantear una conducta expectativa sin tratamiento antiviral. Sin embargo, la edad de inicio del padecimiento, la presencia de fibrosis temprana en biopsias hepáticas, una duración más corta de la enfermedad que en adultos y una buena respuesta a tratamiento con interferón además de la historia natural de la hepatitis C crónica en adultos, que sugiere que la cirrosis, enfermedad hepática terminal y el carcinoma hepatocelular se pueden desarrollar en pacientes que iniciaron su padecimiento en la infancia, han apoyado una conducta de tratamiento antiviral temprano (36).

2) *Monoterapia con interferón alfa*: La mayor parte de los estudios publicados han sido de tratamientos con monoterapia con interferón alfa, por 6 a 12 meses, son estudios no controlados, con grupos pequeños de pacientes y que frecuentemente han incluido a pacientes con padecimientos asociados, como son hemofilia, talasemia y leucemia en remisión. En estudios realizados con monoterapia con intefe-

rón alfa, con dosis de 1.75 a 3 MU/m2 por dosis, y con duración de tratamiento de 6 a 12 meses, la respuesta viral sostenida se obtuvo en un porcentaje de 33 a 56% (37). En 2002 se publicó un análisis de ensayos clínicos reportados con monoterapia con interferón en niños con HCC (38), en el cual se incluyeron en el análisis: 1)Pacientes de menos de 21 años de edad, 2)Estudio positivo de RNA VHC y negativo para VIH, 3) Pacientes sin tratamiento previo, 4) Un tratamiento de por lo menos 6 meses de duración, 5) Valoración de respuesta sostenida con medición de carga viral sérica, 6) Respuesta sostenida por lo menos 6 meses después de terminar tratamiento y 7) Pacientes sin inmunosupresión. Incluyeron 19 ensayos, con 309 niños con tratamiento y 105 sin tratamiento. La respuesta al final del tratamiento fue de 54% (9%-91%) y la respuesta sostenida fue de 36% (0 %-73%). La respuesta sostenida en niños con genotipo 1 fue de 27% versus 70% para otros genotipos (P = 0.001). Cinco de los 105 (5%) de controles sin tratamiento cursaron con una aclaración viral espontáneo. Bortolotti reporta en 2005 (39) el seguimiento a largo plazo de 43 niños con HCC tratados con interferón (por 6 meses en todos los pacientes con excepción de los que tenían genotipo 1b, que recibieron tratamiento adicional por 6 meses más) y concluye que, al igual que en adultos, la respuesta a tratamiento está ligada al genotipo.

3) *Tratamiento combinado de interferón alfa con rivabirina*: Este tratamiento, ampliamente utilizado en adultos (40,41) ha sido aprobado por la FDA en los Estados Unidos en niños de más de 3 años de edad (42). La serie más grande que se ha reportado corresponde a un estudio de 70 niños que recibieron interferón alfa 2B en una dosis de 3 millones de U/m^2 de superficie corporal 3 veces por semana y ribavirina

en dosis de 15 mng/Kg/d por 48 semanas. El 49% tuvo una respuesta viral sostenida (definida como la ausencia de RNA viral por 24 horas después de terminar tratamiento y se concluye que los niños con genotipo 2 y 3 pueden recibir tratamiento por 24 semanas (43). En este estudio se valoró también efectos colaterales de la ribavirina, como la preserncia de anemia y de neutropenia.. Un estudio reciente determina que no existen cambios importantes en la densidad ósea en pacientes con tratamiento prolongado con ribavirina (44).

4) *Interferon pegilado y ribavirina*: El peginterferon y la ribavirina es actualmente el tratamiento estándar de adultos con HCC con una respuesta viral sostenida de 44 a 75% de acuerdo al genotipo (45). A pesar de que, como ya se mencionó previamente, existe ya experiencia con interferón y ribavirina en pacientes pediátricos, aún no se ha logrado determinar la eficacia y seguridad de la combinación de peginterferón y ribavirina en este grupo de edad (46). Un grupo polaco de investigadores (47), reporta una muy buena respuerta con este tratamiento en niños infectados por VHC de genotipo 1. Wirth reporta la experiencia de este tratamiento combinado en 62 niños y adolescentes con HCC, que recibieron interferón pegilado alfa-2b 1.5 μg/kg/dosis una vez a la semana y ribavirina 15 mg/kg/d en dos dosis (48) por 24 a 48 semanas. Se documentó respuesta viral sostenida en 22 (47%) de 46 pacientes con genotipo 1, en 13 (100%) con genotipo 2 o 3 y en 1 de 2 con genotipo 4. Los resultados sugieren que esta terapia puede ser muy adecuada para niños y adolescentes. Actualmente se esta realizando un estudio en Estados Unidos de Norteamérica, para valorar el efecto del interferón pegilado y la ribavirina en niños y adolescentes (49).

Conclusiones

La HCC es una causa muy importante de trasplante hepático en adultos, y debido a que puede tener su inicio en la infancia, se considera actualmente que el tratamiento antiviral de la misma en niños y adolescentes es deseable, especialmente en niños con genotipo de buena respuesta a tratamiento viral y con fibrosis extensa o enfermedad extrahepática. Es probable que el régimen preferido será el tratamiento de combinación de interferón pegilado con ribavirina, que aún tiene que ser aceptado en pacientes pediátricos,después de comprobar su eficacia y seguridad (50). Debido a que no existe vacuna ni profilaxis post-exposición a HC, la prevención debe ser primaria, con mejor control de transfusiones sanguíneas, tener técnicas adecuada y seguras de inyecciones intravenosas y reducir el número de personas adictas a drogas inyectadas.

REFERENCIAS BIBLIOGRÁFICAS

1. Shepard C, Finelli L, ALER M. Global epidemiology of hepatitis C virus infección. Lancet Infec Dis 2005; 5:558-67.
2. Granovsky MO, Minkoff HL, Tess BH, et al. Hepatitis C virus infection in the mothers and infants cohort study. Pedaitrics 1998; 192:355-359.
3. Lauer G, and Walker B. Hepatitis C virus infection. N Engl J Med 2001; 345(1):41-52.
4. Lisker M, Kershenobich D, Borras Cuesta F et al. Distribución genotípica del virus de la hepatitis C en un hospital de tercer nivel de la ciudad de México. Rev Gastroenterol Mex 1995; 60(4, Supl 3) S-70.

5. Vera de Leon L, Juárez JA, Día M et al. Epidemiologic and situational panorama of hepatitis C in Mexico. Rev Gastroenterol Mex. 2005; 70(1):25-32.

6. Ishii T. Ohto H, Takeuchi C, et al. Evolution in the hypervariable region of the hepatitis C virus in two infants infected by mother-to infant transmission. Pediatr Int 2005; 47(3):278-85.

7. Matsubara T, Sumazaki R, Shin K et al. Genotyping of hepatitis C virus: Coinfections by multiple genotypes detected in children with chronic posttransfusion hepatitis C. J Pediatr Gastroenterol Nutr 1996; 22:79-84.

8. Hardikar W. Natural history and treatment of hepatitis C infection in children. J Gastroenterol Hepatol 2004;19: S379-S381.

9. Bortolotti F, Jara P, Días C et al. Posttrsnfusion and community-acquired hepatitis C in childhood.J Pediatr Gastroenterol 1994; 18:279-283.

10. Bortolotti F, Resti M, Giacchino R, Crivellaro C, Zancan L, Azzari C, Gussetti N, Tasso L, Faggion S. Changing epidemiologic pattern of chronic hepatitis C virus infection in Italian Children. J Pediatr 1998; 133(3):378-81.

11. Mok J, Pembrey L, Toyo P-A, Newell M-L. When does mother to child transmission of hepatitis C virus occur? Arch Dis Fetal Neonatal Ed 2005; 90:F156-F160.

12. Schuval S, Van Dyke RB, Lindsey JC et al. Hepatitis C prevalence in children with perinatal human immunodeficiency virus infection enrolled in a log-term follow-up protocol. Arch Pediatr Adolesc Med 2004; 158(10):1007-13.

13. Pembrey l, Newell M-L, Tovo P-A, EPHN Collaborators. The management of HCV infected pregnant women and

their children. European paediatric HCV network. J Hepatol 2005; 43:515-525.

14. England K, Pembrey L, Tovo PA et al. Excluding hepatitis C virus (HCV) infection by serology in young infants of HCV-infected mothers. Acta Paediatr 2005; 94(4):44-50.

15. Mendez-Sánchez N, Guevara L, Uribe M. Pruebas de funcionamiento hepático, en Ed Méndez.Sánchez N, Guevara L, Uribe M. Manual Mod, México 2001.Pruebas de laboratorio e imagen en Gastroenterología y Hepatología:22-32.

16. Muñoz L, Hepatitis virales, en Ed:Muñoz L, Martínez FJ, García D. Manual de Hepatología. Ed Cuellar, S.A, Guadalajara, Jal 1994; 18.1-18.18.

17. Bortolotti F, Resti M,Marcellini M et al. Hepatitis C virus(HCV) genotypes in 373 Italian children aith HCV infection: changing distribution and correlation with clinical features and outcome. Gut 2005; 54:852-857.

18. Seeff LB, Hoffnage J H. The National Institutes of Health Consensus Development Conference: Management of Hepatitis C 2002. Clin. Liver Dis 2003; 7(1):261-87.

19. Desmet, V, Gerber M, Hoofnagle J H, Manns M and Scheuer P J. Classification of chronic Hepatitis: Diagnosis, Grading and Staging. Hepatology 1994; 19(6):1513-1520 chronic active hepatitis. Hepatology 1981; 1:431-35.

20. Murray K, Finn L, Taylor S et al. Liver histology and alanine aminotransferase levels in children and adults with chronic hepatitis C infection. J Pediatr Gastroenterol Nutr 2005; 41:634-638.

21. Knodell RG, Ishak KG, Black WC, CHen TS, Craig R, Kaplowitz N, Kiernan TW, et al. Formulation and app-

plication of numerical scoring system for assessing histological activity in asymptomatic chronic hepatitis. Hepatology 1981; 1:431-435.

22. Ishak K, Baptista L, Callea F, et al. Histology grading and staging of chronic hepatitis. J Hepatol 1995; 22: 696-699.

23. Bedosa P, Poynard T. An algorithm fpr the grading of activity in chronic hepatitis C. The METAVIR Cooperative Study Group.Hepatology 1996; 24:289-293.

24. Vogt M, Lang T m Frösner G, Klingler C et al. Prevalence and Clinical Outcome of Hepatitis C Infection in Children Who Underwent Cardiac Surgery before the Implementation of Blood-Donor Screening.NEJM 1991; 341:866-870.

25. Rerksuppaphol S, Hardikar W, Dore GJ. Long-term outcome of vertically acquired and post-transfusion hepatitis C infection in children. J Gastroenerol Hepatol 2004; 19(12):1357-62.

26. Casiraghi MA, De Paschale M, Romanò L et al. Long-term outcome (35 years) of hepatitis C after acquisition of infection through mini transfusions of blood given at birth. Hepatology 2004; 39:912-13.

27. Garcia-Monzon C, JaraP, Fernandez-Bermejo M et al. Chronic hepatitis C in children: a clinical and immunohistochemical comparative study with adult patients. Hepatology 1998; 28:1696-701.

28. Guido M, Rugge M, Jara P et al. Chronic hepatitis C in children: the pathological and clinical spectrum. Gastroenterology 1998; 115:1525-9.

29. Badizedegan K, Jonas MM, Ott MJ et al. Histopathology of the liver in children with chronic hepatitis C viral infection. Hepatology 1998; 28:1416-23.

30. Gismondi MI, Turazza E, Grinstein S et al. Hepatitis C virus infection in infants and children from Argentina. J CLin Microbiol 2004; 42(3):1199-2004.

31. Bortolotti F, Resti M, Marcellini et al. Hepatitis C virus (HCV) genotypes in 373 children with HCV infection: camping distribution and correlation with clinical features and outcome. Gut 2005; 54:853-857.

32. Heller S,Velasco MR, Cerdán L y cols. Hepatitis C crónica en niños: Duración de la enfermedad, ruta de transmisión y grado de lesión histológica, Gastroenterología México 2001; 66:Nov Supl 2:138.

33. Castellino S, Lensing S, Riely C et al. The epidemiology of crhonic hepatitis C infection in survivors of childhood cancer; an update of the St Jude Children' s Research Hospital hepatitis C seropositive cohort. Blood 2004; 103(7):2460-6.

34. Cesaro S, Petris MG, Rossetti F et al. Chronic hepatitis C virus infection after treatment for pediatric malignancy. Blood 1997,90 (3):1315-1320.

35. England K, Pembrey L, Tovo PA et al. Growth in the first 5 years of life is unaffected in children with perinatally-acquired hepatitis C infection. J Pediatr 2005; 147(2):227-32.

36. Schwimmer JB and Balistreri WF. Transmission, natural history and treatment of hepatitis C virus infection in the pediatric population. Seminars in Liver Disease; 2000,20(1):37-46.

37. Jonas MM, Ott M, Nelson S, Badizadegan K, Perez-Atayde A. Interferon-Alpha Treatment Of Chronic Virus Infection In Children. Pediatr Infect Dis J, 1998; 17: 241-6.

38. Jacobson KR, Murray K, Zellos A and Schwarz KB. An analysis of published trials of interferon monotherapy in children with chronic hepatitis C. J Pediatr Gastroent Nutr 2002; 34(1):52-58.

39. Bortolotti F, Iorio R, Nebbia G, Marcellini M. Interferon treatment in children with chronic hepatitis C: long-lasting remission in responders, and risk for disease progression in non-responders Dig Liver Dis. 2005 May; 37(5):336-41.

40. Hadziyannis SJ, Sette H Jr, Morgan TR et al. Peginter-feron-alpha2a and ribavirin combination therapy in chronic hepatitis. N Engl J Med 2004; 140:346-355.

41. Sangik O, Afdhal N. Antiviral therapy for treatment naïve patients with hepatitis C virus. Infect Dis Clin N Am 2006; 20:99-113.

42. Wirth S, Lang T, Gehring S et al. Recombinant alfa-interferon plus ribavirin therapy in children and adolescents with chronic hepatitis C. Hepatology 2002; 36: 1280-4.

43. Gonzalez- Peralta R, Haber BA, Jonas MM et al. Interferon alfa 2b in combination with ribavirin for the treatment of crónica hepatitis C in children. Hepatology 2002; 36(part 2):311A.

44. Urganci N, Gulec S, Arapoglu M et al. The effect of ribavirin on bone density in patients with chronic hepatitis C treated with interferon –ribavirin therapy. J Pediatr Gastroenterol Nutr 2005; 41:650-652.

45. Elisofon S, Jonas M.Hepatitis B and C in children: Current treatment and future strategies. Clin Liver Dis 2006; 10:133-148.

46. Schwarz KB, Mohan P, Narkewicz MR et al. The safety, efficacy and pharmacokinetics of peginterferon alfa. 2a) 40kD in children with chronic hepatitis C. Gastroenterology 2003; 124(4 Suppl 1):A 700.

47. Kowala-Piaskowska A, Figlerowicz M, Mozer-Lisewska I, Sluzewski W Effects of treatment with pegylated interferon and ribavirin in children with chronic hepatitis C. Przegl Epidemiol 2005: 59(2):491-9.

48. Wirth S, Peiper-Boustani H, Lang T el al. Peginterferon alf-2b plus ribavirin treatment in children and adolescents with chronic hepatitis C. Hepatology 2005; 41: 1013-8.

49. Murray K, Barton B, Gonzalez-Peralta R et al. Developmen of a multi-center, randomized controlled trial for children with chronic hepatitis C(PEDS-C); 2005;41:524.

50. Chang M-H, Hadzic D, Heller S et al. Acute and chronic hepatitis: Working group report of the Sewcond World CONgress of Pediatgric Gastroenterology, Hepatology, and Nutrition 2004; 39:S584-S588.

CAPÍTULO 10

HEPATITIS C Y EMBARAZO

Waldo O. García Ferrera.
Departamento de Gastroenterología. Sección de
Hepatología. Hospital Universitario Calixto Garcia.
La Habana, Cuba.
Josefina López Menéndez.
Servicio de Ginecología, Hospital Gineco-Obstétrico
Ramón González Coro, La Habana, Cuba.

Introducción

EL EMBARAZO SUPONE UNA variación profunda en la fisiología humana, variación mediada por las hormonas sexuales. Tales cambios pueden conllevar a la aparición de enfermedades que secundariamente afecten al hígado, tales como la hiperémesis gravídica, el síndrome HELLP, la colestasis dravídica intrahepática y la esteatosis hepática aguda del embarazo.

De igual forma, diversas hepatopatías crónicas preexistentes, incluyendo la situación tras el transplante hepático, pueden influir en el curso del embarazo y en la salud materno fetal, por lo que los estados de enfermedad hepática durante el embarazo se diagnostican y manejan sobre la base del conocimiento de las modificaciones fisiológicas presentes en la exploración clínica y exámenes de laboratorio durante la gestación normal.

El hígado es, probablemente el principal órgano en la regulación de la fisiología humana, participando en numerosas funciones, fundamentalmente biosintéticas, catabólicas, detoxificadoras, digestivas e inmunológicas. Su disfunción primaria o secundaria supone la alteración de estas funciones en mayor o menor grado, y determinan la aparición de enfermedad en relación con la gravedad de la disfunción hepática y la reserva funcional previa independientemente de su causa (1).

Hígado en la gestación normal

El embarazo induce algunos cambios físicos y metabólicos en la gestante, merced a la sobreproducción de hormonas sexuales. En el examen físico hay que descartar la posible presencia de arañas vasculares (66% en la raza blanca y 14% en la raza negra), así como el eritema palmar, ambos secundarios al hiperestrogenismo mantenido, sin que ello traduzca la presencia de hepatopatía avanzada subyacente (2). En la exploración física no es posible apreciar hepatomegalia por el útero grávido. Las determinaciones analíticas relativas al perfi l bioquímico hepático muestran como única variante de las normalidades un ascenso de la fosfatasa alcalina, bien evidente al tercer trimestre del embarazo, y que no denota un problema colestásico, sino una producción adicional de tal enzima, por parte de la placenta y por un mayor metabolismo óseo (2). Los niveles de transaminasas, bilirrubina total, ácidos biliares sèricos y glutamiltranspeptidasa son rigurosamente normales, como también lo son los parámetros de coagulación (fibrinogenemia, índice de Quick). Es frecuente observar un discreto grado de anemia por hemodilución (incremento mayor de la volemia) con respecto a la masa eritrocitaria sin encontrar alteraciones de las series blanca y plaquetaria. El resto del perfi l bioquímico general puede mostrar una hiperlipemia mixta y una hipoalbuminemia dilucional (2, 3, 4). Los estudios de imagen (ecografía) no revelan alteraciones patológicas, salvo la posible presencia al fi nal del embarazo de una colelitiasis asintomática. No hay datos en la literatura que documenten una mayor incidencia de complicaciones derivadas de la realización de biopsia hepática durante el embarazo. La coagulopatía subyacente, cuando existe, es el factor facilitador de complicaciones (riesgo de hematoma hepático en el síndrome HELLP). El empleo de la resonancia magnética nuclear (RMN) no parece ser peligroso para el feto, aunque hay pocas investigaciones sobre su potencial teratogénico. Por ello, se recomienda un uso prudente y limitado de esta técnica durante el primer trimestre del embarazo; solo debe utilizarse en aquellas situaciones en que el empleo de técnicas de imagen, que no usen radiaciones ionizantes, no aporten información clínicamente relevantes y previo consentimiento informado de la gestante, sobre la base de conocimientos actuales al respecto.

Gestación en el curso de hepatopatías agudas y crónicas

El curso de las hepatitis agudas víricas no suele plantear problemas clínicos de consideración cuando se presentan durante la gestación. Constituyen la primera causa de ictericia en el embarazo y son el primer diagnóstico que se debe considerar ante un deterioro signifi cativo de la bioquímica hepática, asociado a manifestaciones clínicas o no.

Tanto la hepatitis aguda A, como la provocada por el virus B, tienen un curso evolutivo similar al observado en pacientes no gestantes, no habiendo una mayor incidencia de hepatitis fulminante o crónica (en el caso de la hepatitis B). En casos de hepatitis A grave se ha apreciado un mayor riesgo de prematuridad, sin existir riesgo de teratogenia. La vacuna antihepatitis B se puede administrar durante el embarazo, dado que resulta inmunógena durante este período (5). Las hepatitis víricas que pueden plantear problemas importantes durante el embarazo son las hepatitis causadas por el virus E y virus herpes simple, pues en el caso del virus E puede provocar un fallo hepático fulminante en pacientes gestantes en aproximadamente el 20% (6).

Según un estudio epidemiológico realizado en Granada, menos del 1% de las embarazadas presenta positividad para los anticuerpos contra el virus C, aunque la mayoría de este porcentaje presenta ARN del virus C en el suero (7, 8, 9, 10, 11). Como sucede con la hepatitis crónica B, el embarazo tampoco supone un factor precipitante de una exacerbación de la hepatitis crónica por virus C (VHC); recientemente se describió una tendencia a la normalidad de los valores séricos de transaminasas, lo que puede reflejar una menor lesión hepática en el contexto de la inmunosupresión natural que se da en el embarazo (7, 8, 9,10).

Hepatitis C

Ya en particular, podemos decir que la hepatitis C durante el embarazo ofrece diversos desafíos en su manejo y terapia. Esta no aparece adversamente afectando el embarazo, parto, o el estado de salud perinatal de la madre o el recién nacido. De este modo, la mujer desconoce tener la infección por el virus de la hepatitis C hasta no consultar por el comienzo del embarazo, a menos que tenga una enfermedad hepática avanzada (12, 13, 14, 15, 16).

Tal vez el principal objetivo en cuanto al manejo está en dar seguridad en el embarazo para la madre y el recién nacido y reducir el riesgo de transmisión del virus a este.

El consejo prenatal y una atención obstétrica cuidadosa pueden repercutir en ambos factores favorablemente.

La transmisión de la Hepatitis C puede ocurrir durante el embarazo, en el momento del parto o posnatalmente. El rol relativo de cada uno de estos tiempos de transmisión permanece no claro aún, pero la mayor evidencia indica que el período periparto es el más importante. Las características maternas tales como los elevados niveles de VHC-ARN en suero, o la presencia del virus de inmunodefi ciencia humana (VIH) pueden incrementar la posibilidad de transmisión. El rol de los factores obstétricos como cesárea versus parto vaginal, el uso de recursos para la monitorización y de diversos instrumentos están aún bajo investigación. Muchos estudios indican que la lactancia materna y el usual contacto posnatal madre-hijo no son factores de riesgo para la transmisión. La importancia de la transmisión del virus de la hepatitis C está bajo línea de investigación por encontrarse que este modo de propagación es la mayor causa de infección por VHC entre los niños (8, 9, 10, 11, 12).

La hepatitis C es una enfermedad lentamente progresiva con significativas secuelas a largo plazo que pueden incluir la cirrosis, el fallo hepático y el carcinoma hepatocelular. Muchas mujeres en edades tempranas son infectadas con el virus y tienen riesgo de transmitirlo en el futuro a su descendencia. Esta preocupación tiene aún muchas preguntas sin respuesta, acerca de la Hepatitis C y el embarazo, que incluyen cómo protegerse, los factores de riesgo asociados con la infección y cómo deben ser manejadas estas mujeres durante el embarazo, así como las opciones disponibles después del parto (17).

Es un objetivo importante de este capítulo, conocer la prevalencia de la infección por el virus C de la hepatitis en la mujeres embarazadas, los factores que infl uyen en el riesgo de transmisión, los consejos preconcepcionales, cuidados obstétricos de las madres infectadas, así como las perspectivas futuras para mejorar el manejo y control de la hepatitis C durante el embarazo.

Prevalencia de infección por VHC

Entre el 1 y 2% de mujeres en edad fértil, en algunas regiones de Europa, Estados Unidos, Taiwan y Australia son reactivas para anticuerpos antiVHC, mientras tasas más altas, que las colocan entre el 2 y 5%, son reportadas igualmente, también en Europa y en el norte de África con el 16 y 17% (12, 18).

Las variables geográficas de las proporciones de anti VHC entre las mujeres jóvenes sobre la replicación de la hepatitis por el virus C y los altos niveles de HCV-ARN entre madres coinfectadas es, sin dudas un modelo de las diferencias de prevalencia de hepatitis C encontrada en la población general de estos países.

El uso de drogas intravenosas es el mayor factor de riesgo común para Hepatitis C reportado entre mujeres anti VHC positivas. Otro factor de riesgo importante incluye las transfusiones sanguíneas previas y la posible exposición parenteral durante la cirugía o los cuidados estomatológicos, así como la aplicación de piercing o tatuajes corporales. Es de gran importancia el hecho de que en diversos estudios, aproximadamente el 50% de las mujeres anti VHC positivas no tuvieron factores de riesgo identificables, porque de estas, la mitad pueden haberse perdido por screening selectivos antenatales basados solo en conductas reportadas por alto riesgo. A causa de que la Hepatitis C es relativamente poco común en mujeres de edad fértil y que las principales medidas de prevención de transmisión no son provechosas, las publicaciones de agencia de salud no recomiendan métodos de screening de rutina de todas las gestantes para antiVHC. Entre las gestantes encontradas antiVHC positivas; 55 al 80% tienen VHC-ARN detectable en sangre, reflejando infección presente (19, 20, 21, 22, 23). La variabilidad en la prevalencia de viremia en diferentes estudios puede reflejar diferencias en las características de la población materna (estado socioeconómico, presencia de coinfección con HIV, elevación de aminotransferasa sérica, historia de enfermedad hepática crónica y drogadicción) así como la diferente sensibilidad de los métodos utilizados para detectar VHC-ARN

Frecuencia de Hepatitis C en el embarazo y sus resultados

Se realizó un estudio en aras de determinar la frecuencia de mujeres embarazadas infectadas con VHC, conocer los factores de riesgo para la infección y comparar resultados entre mujeres seropositivas y seronegativas.

Se estudiaron 947 mujeres embarazadas en las que se pesquisó la frecuencia de anticuerpos antiVHC, durante la atención prenatal. Al momento de ser admitidas se revisó en todas las pacientes si se habían realizado dicho pesquizaje, asi como la presencia de factores de factores de riesgo para la infección por VHC; tales como partos vaginales previos con episiotomía, cirugías previas, transfusiones de sangre y legrados diagnósticos terapéuticos por abortos o sangramiento uterino disfuncional, tomados como variables independientes.

Las variables estudiadas en cuanto a resultados del embarazo fueron: semanas completas de gestación para la madre; y peso y apgar del recién nacido, y tanto los factores de riesgo, como los resultados del embarazo fueron comparados entre mujeres VHC positivas y negativas, a través del estudio de casos-control y la asociación de mediciones calculadas. Se obtuvo como resultado una proporción de embarazadas seropositivas entre las estudiadas de 3,27%.

En cuanto a los factores de riesgo, los antecedentes de cirugía obtuvieron una asociación significativa con el estado HCV positivo, y no hubo diferencias estadísticas entre el peso del recién nacido, apgar bajo, ni período de gestación al momento del parto entre los casos seropositivos y el grupo control (24).

Factores de riesgo para la transmisión madre-hijo del virus C de la hepatitis

Las proporciones de transmisión madre-hijo reportadas han sido extensamente variadas, probablemente por las diferencias metodológicas parcialmente utilizadas en los diversos estudios realizados (12, 16, 21, 22, 26-38). Así las cosas, las proporciones de transmisión reportadas han tenido rangos desde 0 a 100%; basados en ejemplos que han incluido grupos desde 4 hasta más de 100 pares de binomio madre-hijo. Se usaron criterios diagnósticos estandarizados en adelante con aplicación de pruebas virológicas sensibles y frecuentes, pero a intervalos necesarios para aplicarlos con menos diferencias entre estudios. En una revisión sistemática (39), un total de 976 niños elegidos de 28 estudios, fueron seguidos por un tiempo sufi ciente, con pruebas virológicas y serológicas adecuados para calcular proporciones de transmisión confi ables. Todas fueron menores de 10% en muchas poblaciones, y como promedio de 6%.

La transmisión de Hepatitis C es muy restringida en niños cuyas madres son virémicas, y el riesgo se incrementa al elevarse los niveles de VHC-ARN en sangre materna. No obstante, los niveles específi cos de VHC-ARN que realmente predicen transmisión aún no están defi nidos (12, 16, 21, 25,35-38). En múltiples estudios, donde se usaron diferentes métodos para cuantifi car VHC-ARN se dificultaron las comparaciones, pero de igual forma la transmisión fue raramente reportada, desde madres con niveles séricos de VHC-ARN por debajo de 10 a la 6 copies/mL. Por otra parte, el genotipo de VHC-ARN aparecido no tuvo efecto sobre la proporción de transmisión (12, 16, 20, 22, 40).

Los estudios que incluyeron mujeres infectadas con VIH reportaron elevadas proporciones de transmisión de VHC entre binomio madre-hijo coinfectados (20, 21, 34, 36). Este incremento en transmisión asociada a coinfección con VIH, es parecido al efecto de la inmunosupresión sobre la replicación del VHC y los altos niveles de VHC-ARN entre madres coinfectadas. Sin embargo, en estos estudios, la mayor parte de las mujeres infectadas con el virus de la Hepatitis

C eran usuarias de drogas inyectables, y esta práctica durante el embarazo y después de él se considera un fuerte factor de riesgo para la transmisión (21, 26, 39). Otros factores tales como la diversidad de quasispecies de VHC y de antiVHC enmascarados en suero materno, pueden también infl uir en la proporción de transmisión, pero no ha sido evaluado adecuadamente. Estos factores igualmente se pueden ver afectados por la coinfección con VIH.

En cuanto a la vía del parto, múltiples evidencias indican que las proporciones de transmisión madre-hijo de VHC son similares después del parto vaginal o la cesárea (12, 13, 15, 21, 24, 26, 39). Sin embargo, estos estudios sobre el modo de nacimiento no tienen controles adecuados de otros cofactores importantes, por lo que no se pueden hacer conclusiones defi nitivas del riesgo relativo y la seguridad del nacimiento por vía vaginal o cesárea.

El rol de otras variables obstétricas tales como procederes invasivos prenatales: amniocentesis, monitorización fetal en cuero cabelludo; edad gestacional al nacimiento, tipo de parto vaginal (espontáneo, inducido o quirúrgico); tiempo de rotura de membranas y momento de la cesárea (antes o durante el trabajo de parto), faltan por explorar ampliamente. La presencia de infección por VHC debe indicar medidas de precaución o protectoras en cuanto al uso de procederes invasivos que puedan exponer fuertemente al feto o recién nacido a la sangre materna.

El virus C de la hepatitis puede encontrarse en niveles bajos en la leche materna, pero varios estudios han encontrado la no asociación de lactancia materna con transmisión al recién nacido (12, 13, 22, 33, 36, 38, 39, 42, 43). Los factores que con fuerza modifi can el riesgo de transmisión por lactancia materna, tales como duración de esta práctica, niveles de VHCARN en calostro y leche y exposición del pezón, aún no se han registrado sufi cientemente.

Dado que todos los factores de riesgo para la transmisión de la hepatitis C madre-hijo son pobremente cuantifi cados, se realizó un estudio multicéntrico prospectivo de mujeres embarazadas infectadas con el virus C de la hepatitis y sus hijos. Se consideraron infectados los niños con resultados de pruebas de reacción en cadena de ARN polimerasa positiva, mayor o igual a 2, o con la presencia de anticuerpos anti-VHC después de los 18 meses de edad.

Se obtuvo como resultado que la proporción de la transmisión vertical fue de 6,2%, y en las hembras, dos veces más probable la infección que en los varones. La cesárea electiva no tuvo ningún efecto proteccionista, y en las mujeres coinfectadas con VIH se transmitió más frecuentemente que en las solamente infectadas con VHC, aunque con diferencias no signifi cativamente estadísticas. Los antecedentes maternos de uso de drogas inyectables, la prematuridad y la alimentación al pecho no se asoció tampoco signifi cativamente con la transmisión, pero esta sí se produjo con mayor frecuencia en las mujeres virémicas, aunque también, en un número menor en las no virémicas.

Estos resultados sugieren fuertemente que no se debe ofrecer a estas mujeres una cesárea electiva, ni suspenderse la lactancia materna, sobre la base exclusiva de la infección por VHC. La asociación del sexo fue un hallazgo intrigante, que probablemente refl eja las diferencias biológicas en susceptibilidad o respuesta a la infección (44).

Consejo reproductivo de mujeres infectadas con VHC

Las mujeres infectadas con VHC pueden decidir tener descendencia, y preguntar cómo el embarazo puede afectar el curso de la hepatitis adversamente; o si pudiera ser que la hepatitis por virus C afectara adversamente el curso del embarazo, o interferir con la fertilidad. Cómo pueden infectar a su compañero sexual, o si sus hijos pueden nacer infectados con VHC, así como también cómo se puede reducir el riesgo de transmisión.

Ninguna de estas preguntas se pueden responder fácilmente y cuántas respuestas pueden estar limitadas por la falta de información, y la falta de medios efectivos de intervención para prevenir la transmisión y limitar el curso de la enfermedad hepática.

Efectos del embarazo sobre la hepatitis C

Estudios preliminares han indicado que el embarazo no afecta el curso de la Hepatitis C adversamente; los índices séricos de aminotransferasa frecuentemente mejoran durante el embarazo, aunque los títulos de VHC-ARN se pueden incrementar de forma importante durante la gestación (45). Las mujeres infectadas con VHC deben ser aconsejadas sobre que el embarazo no parece tener efecto negativo en la enfermedad hepática (15). Una importante excepción son las futuras madres con avanzada enfermedad hepática, coagulopatía significativa, trombocitopenia o hipertensión portal. (46,47). Estas complicaciones están asociadas con alto riesgo de hemorragia esofágica durante la gestación y hemorragias obstétricas. El uso profiláctico de betabloqueadores para prevenir el sangrado de várices esofágicas puede contribuir y permitir un transcurso seguro durante el embarazo (48). Las mujeres con infección por VHC también pueden tener un alto riesgo de colestasis del embarazo (49). Esta complicación es usualmente benigna y desaparece rápida y espontáneamente después del parto. El prurito es usualmente limitado a los brazos, es ligero y se puede empeorar en las noches. Si fuera intenso puede tratarse, con buenos resultados, con medicamentos de acción tópica (12).

Efectos de la Hepatitis C sobre el embarazo

La Hepatitis C crónica no parece afectar el curso normal del embarazo adversamente. Las tasas de abortos espontáneos y partos prematuros, así como las anomalías congénitas, son similares entre las madres antiVHC positivas y negativas. La infección con hepatitis C tampoco está asociada con disminución de la fertilidad. El uso de drogas para el tratamiento de la infertilidad y hormonas sexuales no es necesario evitarlo, si fueran necesarias en mujeres con formas leves o moderadas de Hepatitis C crónica, pero sí en mujeres con enfermedad avanzada o cirrosis descompensada (12). Transmisión sexual de Hepatitis C a la pareja La transmisión sexual de la Hepatitis C es poco frecuente, particularmente entre parejas sexuales monógamas. A pesar de que se ha reportado de que en los fl uidos genitales femeninos se puede detectar VHC-ARN (50), la transmisión sexual de VHC, de la mujer a su pareja sexual es totalmente rara. (51) No se recomiendan el uso corriente de condón u otras técnicas de sexo protegido para parejas monógamas, así como tampoco se aconseja precaución en las parejas interesadas en tener descendencia (14, 15).

Las parejas infértiles en las cuales una de sus partes está infectada con VHC pueden requerir técnicas de reproducción asistida como método para tener hijos. Existen, no obstante, insuficientes datos sobre la interacción entre infección por VHC y las técnicas de reproducción asistida para realizarlas o hacer recomendaciones al respecto. Sin embargo, si la mujer está infectada, la pareja debe recibir asesoramiento específico sobre los riesgos potenciales de transmisión madre- hijo del virus de la Hepatitis C, y en este sentido es que está involucrada la intervención médica. Obviamente, intentar ambos procederes; inseminación o fertilización in vitro de un hombre no infectado, no conlleva riesgo de infección. Sin embargo, cuando el hombre está infectado, es un riesgo potencial de transmisión de VHC a la mujer si el semen contiene VHC. No obstante, estudios específicos sobre semen de hombres infectados con VHC han fallado para detectar VHC-ARN en la fracción seminal (52). Además, en la práctica de diversos autores, de más de 1 400 intentos de inseminación intrauterina con semen procesados de hombres infectados con VHC se han podido realizar sin casos de transmisión a la pareja femenina no infectada. En ocasiones, pueden ser requeridas donación de gametos heterólogos para las técnicas de reproducción asistida. No se ha reportado transmisión de VHC a través de gametos heterólogos donados por individuos infectados por VHC, pero es aconsejable elegir un donante no infectado (12).

Transmisión madre-hijo de Hepatitis C

Los riesgos de transmisión de Hepatitis C, de la madre al hijo, deben ser ampliamente discutidos con los futuros padres.

El riesgo de transmisión de la madre al recién nacido es aproximadamente de 6% y puede ser mayor, para madres con niveles elevados de VHC-ARN circulando o en casos de coinfección con VIH. Mientras que la transmisión no es frecuente, cuando ocurre, usualmente resulta en infección crónica en el niño, y su pronóstico final no está establecido.

No se conocen medios efectivos de prevención de transmisión de la Hepatitis C. El uso de interferón-alfa y particularmente ribavirina, deben ser evitados durante el embarazo, ya que ambos pueden tener efectos adversos sobre el desarrollo fetal. El efecto de las distintas variables obstétricas sobre el riesgo de transmisión vertical tiene que ser todavía evaluado adecuadamente. Se puede intentar reducir o evitar la exposición del feto o recién nacido a la sangre y suero materno. Sin embargo, ya que la operación cesárea no está asociada con aumento o disminución en la transmisión madre- hijo, la presencia de VHC no afecta la decisión para el tipo de parto o nacimiento. Asímismo, la lactancia iaterna no está asociada con transmisión de VHC, y por tanto no debe desalentarse. En el caso de madres coinfectadas con VHC-VIH, probablemente sí deben ser sometidas a cesárea electiva, y no deben practicar lactancia materna.. Aparte de la posibilidad de transmisión madre-hijo de la hepatitis C es poco razonable sugerir o indicar que la hepatitis C en la madre, afecta adversamente el recién nacido durante el período perinatal. Las mujeres que desarrollan colestasis en el embarazo aparecen incrementando el riesgo de parto prematuro y distrés fetal (53). Además, las mujeres con Hepatitis C pueden tener un factor de riesgo adicional para complicaciones del embarazo, tales como la drogadicción o coinfección con VIH, requiriendo consejos reproductivos específicos.

Cuidados obstétricos de las mujeres infectadas con VHC

Los cuidados obstétricos de las mujeres infectadas con VHC tienen como objetivo limitar un ulterior daño hepático, controlar las consecuencias del establecimiento de enfermedades hepáticas en el curso del embarazo y reducir las posibilidades de transmisión madre-hijo.

Muchas mujeres con Hepatitis C crónica son asintomáticas de enfermedad hepática, tienen de ligero a moderado daño hepático y pueden esperar un buen curso del embarazo.

Sin embargo, los cuidados obstétricos de las mujeres VHC positivas, se deben enfocar a evitar o limitar el uso de medicamentos al mínimo, particularmente aquellos que requieren extenso metabolismo hepático (84). Cuando es necesaria la cirugía, deben tener preferencia la realización de anestesia espinal, peridural, o agentes anestésicos que no sean hepatotóxicos.

En cuanto a otros aspectos de carácter obstétrico, se plantea, que basado en múltiples evidencias, no debe ser introducido el pesquizaje antenatal para VHC, y ni la operación cesárea, ni la suspensión de la lactancia materna, deben ser recomendadas para prevenir la transmisión madre-hijo de las mujeres infectadas con VHC, pues a pesar de que múltiples factores de riesgo para la transmisión vertical, han sido identificados, estos no son modificables, ni existen intervenciones provechosas para prevenirla hasta el momento (55).

Manejo de mujeres con cirrosis relacionada con VHC

Las mujeres con cirrosis, particularmente aquellas descompensadas, requieren especial atención para su manejo durante el embarazo. La coagulopatía por enfermedad hepática puede exacerbarse, a causa de un incremento de necesidades, por lo que puede ser necesaria la monitorización del tiempo de protrombina y administración de vitamina K. Deben anticiparse los cuidados ante el esperado u elevado riesgo de hemorragia durante el parto. También existe el riesgo de sangramiento por várices esofágicas o gástricas, por la existencia de algún grado de hipertensión portal en estas pacientes, que además se puede incrementar por la expansión del volumen plasmático con el embarazo (56). En algunos casos puede producirse hemorragia severa en el momento del nacimiento (47).

La hemorragia por várices que no responde con terapia medicamentosa, escleroterapia o compresión esofágica puede requerir derivación porto-cava de emergencia, y puede conllevar a pérdida del embarazo; así como riesgo significativo para la salud fetal (57). En general, la cirrosis producida por Hepatitis C con descompensación es indicación de transplante hepático (58, 59, 60). Si bien, este no debe ser realizado durante el embarazo, sí se han reportado embarazos y partos normales en mujeres con transplante hepático, y se ha observado, que el riesgo del régimen de inmunosupresión es limitado, así como también es frecuentemente bajo,¡ el riesgo de parto prematuro para la futura madre transplantada (61). El embarazo en sí mismo no causa deterioro en la función del injerto, ni incrementa el riesgo de rechazo (12).

Procederes obstétricos especiales en mujeres infectadas por VHC La seguridad de los procederes obstétricos especiales durante el embarazo en mujeres con Hepatitis C no está bien documentada. Muchas evidencias sugieren que la transmisión de la Hepatitis C ocurre en el momento del parto o alrededor de él. VHC-ARN no ha sido encontrado en líquido amniótico ni en los inicios, ni al termino de la gestación (62). Así, la placenta puede ser una efectiva barrera contra la transmisión de VHC, y dado que su integridad puede ser comprometida por procederes invasivos prenatales, tales como:biopsia coriónica, amniocentesis o cordocentesis, estos deben ser evitados en mujeres infectadas con VHC. Como la integridad vascular de la placenta también se puede romper durante las contracciones del trabajo de parto, en las mujeres con VIH, en que el virus puede transmitirse perinatalmente, la operación cesárea realizada antes del trabajo de parto se ha asociado con una reducción en la proporción de transmisión de VIH (63,64). Sin embargo, en los casos de hepatitis C, no existen evidencias de que sea menor el riesgo de transmisión con el nacimiento por cesárea comparado con el parto por vía vaginal.

Conclusiones

Las mujeres con Hepatitis C usualmente experimentan un normal y exitoso embarazo y parto. La infección materna no parece afectar adversamente el embarazo, ni este produce efectos contrarios en el curso de la enfermedad hepática. La mayor preocupación durante el embarazo es cómo disminuir el riesgo de transmisión del virus al recién nacido, pues a pesar de que las tasas de transmisión son bajas, sus consecuencias en el niño pueden ser significativas. Ya que se ha encontrado que los niveles de viremia en la madre son el mayor factor de riesgo para la transmisión, debe intentarse en un futuro, como objetivo más fuerte, para reducir las posibilidades de transmisión madre-hijo, disminuir los niveles de viremia maternos. (12). Según esta consideración, la terapia antiviral para la Hepatitis C, parece ser razonable para aproximarse al control de la transmisión. Hasta el presente, al menos, los agentes antivirales más provechosos son teratogénicos (RIBAVIRINA), o tienen efectos adversos sobre el crecimiento fetal (INTERFERON), y por tanto, deben ser evitados.

La transmisión también se podría prevenir por exposición profi láctica, como es practicada para la Hepatitis B; pero hasta el momento no han sido descubiertas vacunas contra la Hepatitis C y la inmunoglobulina parece ser inefectiva en la prevención o reducción de propagación de esta hepatitis. Otros métodos para acercarse a la disminución de las tasas de transmisión vertical aguardan por mejores estudios de factores de riesgo asociados. Así las cosas, los tratamientos antivirales de mujeres en edad reproductiva antes de planifi car el embarazo, parece ser un medio más racional para acercarse a reducir el riesgo de transmisión.

Hasta el momento, los métodos de screening para Hepatitis C deben ser limitados a las mujeres expuestas o que sufren procederes invasivos prenatales. El screening de rutina para Hepatitis C en todas las gestantes no se recomienda corrientemente, aunque estas estrategias pueden cambiar en un futuro si existieran drogas efectivas para tratar de estabilizar la infección en mujeres y niños, o intervenciones que permitieran reducir la transmisión vertical.

REFERENCIAS BIBLIOGRÁFICAS

1. D. Nicolás Pérez, V. Ortiz Bellver, M. A. Pastor Plasencia, M. Berenguer Haym, J. Ponce Ga. Enfermedades hepáticas y gestación. Revisión de conjunto. An Med Interna (Madrid) oct. 2001; 18(10).

2. Bacq Y, Zarka O. Le foie au cours de la grossesse normale. Gastroenterol Clin Biol 1994; 18:767-74.

3. Bacq Y, Zarka O, Brechot Jf, et al. Liver function tests in normal pregnancy: a prospective study of 103 pregnant women and 103 matched controls. Hepatology 1996; 23:1030-34.

4. Carter J. Liver function in normal pregnancy. Aust N Z J Obstet Gynaecol 1990;30:296-302.

5. Riely Ca. Liver Disease in the Pregnant Patient. Am J Gastroenterol 1999; 94:1728-32.

6. Sallie R, Silva AE, Purdy M, et al. Hepatitis C and E in non- A non-B fulminant hepatic failure: a polymerase chain reaction and serological study. J Hepatol 1994; 20:580-8.

7. Conte D, Fraquelli M, Prati D, Colucci A, Minola E. Prevalence and clinical course of chronic hepatitis C virus (HCV) infection and rate of HCV vertical transmission in a cohort of 15,250 pregnant women. Hepatology 2000; 31:751-55.

8. Zanetti ar, tanzi e, newell ml. Mother-to-infant transmission of hepatitis C virus. J Hepatol 1999; 31 Suppl 1:96-100.

9. La Torre A, Biadaioli R, Capobianco T, et al. Vertical transmission of HCV. Acta Obstet Gynecol Scand 1998; 77:889-92.

10. Romero-Gomezm, Suarez-Garciae, Casanovas J, et al. Infl uence of pregnancy in chronic hepatitis C virus infection. Med Clin (Barc) 1998; 111:641-4.

11. Salmerón J, Giménez F, Torres C, et al. Epidemiology and prevalence of seropositivity for hepatitis C virus in pregnant women in Granada. Rev Esp Enf Dig 1998; 90:841-5.

12. Augusto E. Semrpini, Alessandro R. Zanetti. Hepatitis C and pregnancy. Department of Obstetric and Gynecology and Institute of Virology University of Milan Medical School. Italy.

13. American Academy of Pediatrics, hepatitis C. In: Peter G, ed. Redbook: Report of the mittee on Infectious Diseases, 24th ed. Elk Grove Village,IL: American Academy of Pediatrics. 1997:260-5.

14. National Institutes of Health. Consensus Development Conference, Panel Statement: Manegement of Hepatitis C. Hepatology 1997:26 (Suppl 1):25-105.

15. Easl. International Consensus Conference on Hepatitis C. Consensus Statement. J. He... 1999; 30:956-61.

16. Ohto H, Terazawa S, Sasaki N, et al. Transmission of hepatitis C virus from mothers to in. N Engl J Med 1994; 330:744-50.

17. Giles M, Hellard M, Sasadeusz J Aust N Z J Obstet Gynaecol. 2003 Aug;43(4):290-3. Related Articles, Comment in: Aust N Z J Obstet Gynaecol 2004. HepaAug; 44(4):375; author reply 375. Hepatitis C and pregnancy: an update.

18. Francois-Gerard, Kurunziza J, De Clerq C, Soundag D. Prevalence of HBV and HCV in Rwanda. 7th Int Conf AIDS, Amsterdam, 1992; C249 (abstract).

19. Manzini P, Saracco G, Cerchier A, et al. Human inmunodefi ciency virus infection as risk factor for mother-to-child hepatitis C virus transmission: persistence of anti-hepatitis C virus children is associated with the mother`s anti-hepatitis C virus inmunoblotting pattern. Patology 1995; 21:328-32.

20. Zanetti Ar, Tanzi E, Paccagnini S, et al. Mother-to infant transmission of hepatitis C. Lancet 1995; 345:289-90.

21. Zanetti Ar, Taazi E, Newell Mi. EASL International Consensus Conference on Hepatitis C Risk factors for mother-to-infant transmission of Hepatitis C virus (HCV). Hepatol 1999 (Suppl 1):96-100.

22. Moriya T, Sasaki F, Mizui M, et al. Transmission of hepatitis C virus from mothers to infants, its frequency and risk factors revisited. Biomed Pharmacother 1995; 49:59-64.

23. Chang M-H. Mother-to-infant transmission of hepatitis C virus. Clin Invest Med 1996; 368-72.

24. J Coll Physicians Surg Pak. 2005 Nov; 15(11):716- 9. Related Articles, Frequency of hepatitis C in pregnancy and pregnancy outcomeJaffery T, Tariq N, Ayub R, Yawar A Department of Medicine, Shifa International Hospital, Islamabad.

25. Matsubara T, Sumazaki R, Takita H. Mother-toinfant transmission of hepatitis C virus: a prospective study. Eur J Pediatr 1995:154:973-8.

26. Reinus Jf, Leikin En, Alter Hj, et al. Failure detect vertical transmission of Hepatitis C virus. Ann Intern Med 1992; 117:881-6 27. THALER MM, Park CK, Landers DV, et al. Vertical transmission of Hepatitis C virus. Lancet 1991; 338:17-8.

28. Weintrub Ps, Veereman-Wauters G, Cowan MJ, Thaler MM. Hepatitis C virus infection in infants whose mothers took street drug intravenously. J Pediatr 1991; 119:869-74.

29. Novati R, Thiers V, D`Arminio Monforte A, et al. Mother-to-child transmission of Hepatitis C virus detected by nested polymerase chain reaction. J Infect Dis 1992; 165:720-3.

30. Wejstal R, Widell A, Mansson A-S, hermodsson S, Norkrans G. Mother-to infant transmission of hepatitis C virus. Ann Intern Med 1992; 117:887-90.

31. Lam Jph, Mcomish F, Burns Sm, Yap Pl, Mok J Y Q, Simmonds P. Infrequent vertical transmission of hepatitis C virus. J Infect Dis 1993; 167:572-6.

32. Roudot-Thorval F, Pawlorsky J-M, Thiers V, et al. Lack of mother-to-infant transmission of hepatitis C virus in human immunodefi ciency virus senegative women:a prospective study with hepatitis C virus RNA testing. Hepatology 1993; 17:772-7 33. Fischler B, Lindh G, Lindgren S, et al. Vertical transmission of hepatitis C virus infection. Scand J Infect Dis 1996; 28:353-6.

34. Dienstag Jl. Sexual and perinatal transmission of Hepatitis C. Hepatology 1997; 26(Suppl 1):665-705.

35. Mazza C, Ravaggi A, Rodella A, et al. Prospective study of mother-to-infant transmisión of HCV infection. J Med Virol 1998; 54:12-9.

36. Terrault Na. Epidemilogical evidence for perinatal transmission of hepatitis C virus. Viral Hepatitis 1998; 4:245-58.

37. Thomas Dl, Villano Sa, Riester Ka, et al. Perinatal transmission of hepatitis C virus from human immunodefi ciency virus type1-infected mothers. J Infect Dis 1998; 177:1480-8.

38. Resti M, Azzari C, Mannelli F, Montino M, Vierucci A, Tuscany Study Grroup on HCV Infection in Children. Mother to child transmission of HCV: prospective study of risk factors and timing of infection in children born to women seronegative for HIV-1. BMJ 1998; 317:437-41.

39. Thomas Sl, Newell Ml, Peckham Cs, Ades Ae, Hall Aj. A review of hepatitis C (HCV) vertical transmission: risks of transmission to infant born to mothers with and without HCV viraemia of human immunodefi ciency virus infection. Int J Epidemiol 1998;27:108 40. Zuccotti Gv, Ribero Mi, Giovannini M, et al. Effect of hepatitis C genotype on mothers-to-infant transmission of virus. J Pediatr 1995; 127:278-80.

41. Kudo T, Yanase Y, Ohshiro M, et al. Análisis of mother-to-infant transmisión of hepatitis C Virus: Quasispecies nature and buoyant densities of maternal virus populations. J Med Virol 1997; 51:225-30.

42. Centers for Disease Control and Prevention. Recommendation for prevention and control of hepatitis C virus (HCV) infection and HCV-related chronic disease. MMWR 1998; 47 (Suppl P.R-19):9.

43. Zimmermann R, Perucchini D, Fauchere J c, ET AL. Hepatitis C virus in breast milk. lancet 1995; 345:928.

44. European Paediatric Hepatitis C Virusnetwork. A signifi cant sex-but not elective caesarean sectioneffect on mother-to-child transmission of hepatitis C virus infection. Epub 2005 Oct 28. J Infect Dis. 2005 Dec 1; 192(11): 1872-9.

45. Wejstal R, Widell A, et al. HCV-RNA levels increase during pregnancy in women with chronic hepatitis C. Scand. J Infect Dis 1998; 392:11-3.

46. Borhanmanesh F, Haghighi B. Pregnancy in patient with cirrhosis of the liver. Obstet Gynecol 1970; 36:15-8.

47. Cheng Y. Pregnancy in liver cirrhosis and/or portal hypertension. Am J Obstet Gynecol 1977; 128:812.

48. Briggs Gg, Freeman Rk, et al. Drugs in pregnancy and lactation, 5th Baltimore, MD: Williams, Wilkins, 1998 49. Riely Ca. Hepatic disease in pregnancy. Am J Med 1994:96(1A):185-225 50. Tang Z, Yang D, Hao L, Huang Y, Wang S. Detection and signifi cance of HCVRNA in saliva, seminal fl uid and vaginal discharge in patients with hepatitis C. J Tongji Med Un 1996; 16(1):11-3,24.

51. Brettler Db, Mannucci Pm, Gringeri A, et al. The low risk oh hepatitis C virus transmission among sexual partner oh hepatitis C-infected hemophilis males: an international, multicentric study. Blood 1992; 80("):540-3.

52. Semprini Ae, Persico T, Thiers V, et al. Absence of hepatitis C virus and detection of hepatitis G virus/GB virus C RNA sequences in the semen of infected men. J Infect Dis 1998; 17:848-54.

53. Reid R, Ivey Kj, Rencozet RH, Storej B. Fetal complications of obstetric cholestasis. BA1996; 1:870-2.

54. Mc Cormack Wm, George H, Donner A, et al. Hepato-toxicity of erythromycin estolate during pregnancy. Antimicrob Agents Chemother 1997; 12:630.

55. Pembreya L, Newella Ml, Tovob Pa; EPHN Collaborators Centre for Paediatric Epidemiology and Biostatistics, Institute of Child Health, London, UK J Hepatol. 2005 Sep; 43(3):515-25 The management of HCV infected pregnant women and their children European paediatric HCV network.

56. Britton Rc. Pregnancy and esophageal varices. Am J Surg 1982:143(4): 412-5.

57. Krol-Van Straaten J, De Maat Ce,. Successful pregnancies in cirrosis of the liver befote and alter portocaval anastomosis. Neth J Med 1984; 27(1):14-5.

58. Radomiski Js, Moritz MJ, Muñoz SJ, Cater JR, Jarrell BE, Armenti VT. National transplantation pregnancy registry:analysis of preganancy outcomes in female liver transplant recipient. Liver Transplant Surg 1995; 1(15):281-4.

59. Jain A, Venkataramanan R, Fung Jj, et al. Pregnancy after liver transplantation. Transplantation 1997; 64(4):559-65.

60. Wu A, Nashan B, Mesner U, et al. Outcome of 22 successful pregnancies after liver transplantation. Clin Transplant 1998; 12(5):454-64.

61. Casele Hi, Laifer SA. Association of prenancy complications and choice of inmunossupresant in liver transplant patients. Trasnplantation 1998; 65(4):581-3.

62. Semprini Ae, Persico T, Morsica G, et al. Amniocentesis at mid-gestation in women infected with hepatitis C and GBV/C virus. Submitted for publication.

63. European Mode of Delivery Collaboration. Elective caesarean section versus vaginal delivery I prevention of
transmission of vertical HIV-1 transmission:a randomized clinical trial. Lancet 1999; 353:1035-9.

64. International Perinatal HIV Group. The mode of delivery and the risk of vertical trasnsmission of human immunodefi ciency virus type-1. A metaanalysis of 15 Prospective Cohort Studies. N Engl J Med 1999:340:977-87.

www.ingramcontent.com/pod-product-compliance
Lightning Source LLC
Chambersburg PA
CBHW060351200326
41519CB00011BA/2105